高等学校医学规划教材

（供临床、全科、基础、预防、护理、口腔、检验、药学等专业用）

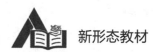 新形态教材

# 系统解剖学

Xitong Jiepouxue

（第2版）

主　审　楼新法　陈世新
主　编　孙臣友
副主编　张晓明　崔怀瑞　周　鹏
编　者（按姓氏拼音排序）
　　　　陈争珍　崔怀瑞　戴开宇　丁茂超
　　　　毛以华　荣鸣歌　孙臣友　王　昱
　　　　韦玉兵　徐象党　叶晓鲜　张晓明
　　　　赵丽娜　周　鹏

高等教育出版社·北京

## 内容提要

为了适应高等医学教育改革的不断深入和发展，根据医学类相关专业学生的培养目标，《系统解剖学》（第 2 版）教材在吸收第 1 版教材精华的基础上编写完成。本教材分绪论、运动系统、内脏学、脉管系统、感觉器官、神经系统和内分泌系统七章，按系统顺序介绍了各器官的位置、结构及其毗邻关系，并简要介绍了它们的基本功能。本教材以实用性为核心原则，在文字描述上力求更加精炼和准确，更新了部分知识点和图片。全书采用纸质内容与数字化资源一体化设计，数字课程涵盖教学视频、教学 PPT、自测题等资源，利于学生自主学习，提升教学效果。

本教材适用于临床、全科、基础、预防、护理、口腔、检验、药学等专业，也可作为研究生和住院医师规范化培训的参考教材。

## 图书在版编目（CIP）数据

系统解剖学 / 孙臣友主编 . --2 版 . --北京：高等教育出版社，2020.11（2023.12 重印）

供临床、全科、基础、预防、护理、口腔、检验、药学等专业用

ISBN 978-7-04-055073-3

Ⅰ.①系… Ⅱ.①孙… Ⅲ.①系统解剖学–医学院校–教材 Ⅳ.①R322

中国版本图书馆 CIP 数据核字（2020）第 180996 号

| | | | | |
|---|---|---|---|---|
| 总策划 | 吴雪梅 杨 兵 | | | |
| 策划编辑 瞿德竑 尹 璐 | 责任编辑 瞿德竑 | 封面设计 李卫青 | 责任印制 刁 毅 |

| | | | |
|---|---|---|---|
| 出版发行 | 高等教育出版社 | 网　　址 | http://www.hep.edu.cn |
| 社　　址 | 北京市西城区德外大街4号 | | http://www.hep.com.cn |
| 邮政编码 | 100120 | 网上订购 | http://www.hepmall.com.cn |
| 印　　刷 | 河北鑫彩博图印刷有限公司 | | http://www.hepmall.com |
| 开　　本 | 787mm×1092mm  1/16 | | http://www.hepmall.cn |
| 印　　张 | 12.5 | | |
| 字　　数 | 300 千字 | 版　次 | 2012 年 6 月第 1 版<br>2020 年 11 月第 2 版 |
| 购书热线 | 010-58581118 | 印　次 | 2023 年 12 月第 4 次印刷 |
| 咨询电话 | 400-810-0598 | 定　价 | 28.60元 |

本书如有缺页、倒页、脱页等质量问题，请到所购图书销售部门联系调换
版权所有　侵权必究
物 料 号　55073-00

数字课程（基础版）
# 系统解剖学
## （第2版）

主编　孙臣友

**登录方法：**
1. 电脑访问 http://abook.hep.com.cn/55073，或手机扫描下方二维码、下载并安装 Abook 应用。
2. 注册并登录，进入"我的课程"。
3. 输入封底数字课程账号（20位密码，刮开涂层可见），或通过 Abook 应用扫描封底数字课程账号二维码，完成课程绑定。
4. 点击"进入学习"，开始本数字课程的学习。

课程绑定后一年为数字课程使用有效期。如有使用问题，请点击页面右下角的"自动答疑"按钮。

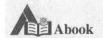

系统解剖学（第2版）

系统解剖学（第2版）数字课程与纸质教材一体化设计，紧密配合。数字课程分教学视频、教学PPT、自测题等资源，丰富了知识的呈现形式，在提升学习效果的同时，为读者提供思维与探索的空间。

http://abook.hep.com.cn/55073

扫描二维码，下载Abook应用

# 前　言

随着高等医学教育改革的不断深入和发展，大部分高等医学院校增设了医学类相关专业，这些专业在培养目标、教学计划和教学要求上与传统的临床医学专业均存在较大差异，已有教材在教学内容和教学时数上无法适应这些专业的教学特点，因此编写适合医学类相关专业学生使用的教材变得尤为重要。本教材在第 1 版基础上进行修订，在保留了上版教材精华的基础上，更突出以下特色：

1. 从医学类相关专业对本课程的需求出发，以培养应用型人才为目标，将基础知识与临床紧密结合，具有更好的针对性和可操作性。
2. 内容上更加突出基础理论、基础知识和基本技能的三基思想，章节内容更加紧凑，重点突出，文字描述准确、流畅且言简意赅，叙述更加条理化，便于学生记忆。
3. 插图精美、清晰准确，结构标注适度，指点到位，图文一致、图文并茂。
4. 全书采用纸质内容与数字化资源一体化设计，数字课程包括教学视频、教学 PPT、自测题等，给学生提供更多的学习渠道和资源，提升学习效果。

感谢温州医科大学解剖教研室全体教师对本教材编写的倾力付出，浙江大学张晓明教授和丽水学院陈世新教授对本教材编写给予的支持和帮助，楼新法教授对本书进行了认真审阅，在此一并表示衷心感谢。

由于编者水平有限，疏漏之处在所难免，恳请使用者多提宝贵意见，以便再版时进一步完善。

孙臣友<br>
2020 年 7 月

# 目 录

第一章　绪论 ………………………… 1
　一、人体解剖学的定义和分支学科 …………………………… 1
　二、人体的分部与器官系统 ……… 1
　三、人体解剖学的基本术语 ……… 1

第二章　运动系统 …………………… 4
　第一节　骨 ………………………… 4
　　一、概述 ………………………… 4
　　二、躯干骨 ……………………… 6
　　三、颅 …………………………… 9
　　四、四肢骨 ……………………… 13
　第二节　骨连结 …………………… 20
　　一、概述 ………………………… 20
　　二、躯干骨的连结 ……………… 23
　　三、颅骨的连结 ………………… 26
　　四、四肢骨的连结 ……………… 27
　第三节　骨骼肌 …………………… 34
　　一、概述 ………………………… 34
　　二、头肌 ………………………… 36
　　三、颈肌 ………………………… 37
　　四、躯干肌 ……………………… 38
　　五、上肢肌 ……………………… 42
　　六、下肢肌 ……………………… 44

第三章　内脏学 ……………………… 50
　第一节　总论 ……………………… 50
　第二节　消化系统 ………………… 51
　　一、消化管 ……………………… 51
　　二、消化腺 ……………………… 62
　第三节　呼吸系统 ………………… 65
　　一、呼吸道 ……………………… 65
　　二、肺 …………………………… 70
　　三、胸膜 ………………………… 71
　　[附]　纵隔 …………………… 71
　第四节　泌尿系统 ………………… 73
　　一、肾 …………………………… 73
　　二、输尿管、膀胱和尿道 ……… 76
　第五节　生殖系统 ………………… 79
　　一、男性生殖系统 ……………… 79
　　二、女性生殖系统 ……………… 83
　　[附]　乳房和会阴 …………… 86
　第六节　腹膜 ……………………… 88
　　一、概述 ………………………… 88
　　二、腹膜与腹、盆腔器官的关系 … 88
　　三、腹膜形成的结构 …………… 89

第四章　脉管系统 …………………… 92
　第一节　总论 ……………………… 92
　　一、心血管系统的组成 ………… 92
　　二、血液循环途径 ……………… 92
　　三、血管吻合及其功能意义 …… 93
　第二节　心 ………………………… 94
　　一、心的位置、外形和毗邻 …… 94

# 目 录

二、心腔 ……………………… 95
三、心的构造 …………………… 97
四、心传导系 …………………… 98
五、心的血管 …………………… 99
六、心包 ………………………… 99
七、心的体表投影 ……………… 100
第三节 动脉 ……………………… 100
一、肺循环的动脉 ……………… 100
二、体循环的动脉 ……………… 102
第四节 静脉 ……………………… 113
一、肺循环的静脉 ……………… 113
二、体循环的静脉 ……………… 113
第五节 淋巴 ……………………… 120
一、概述 ………………………… 120
二、人体各部的淋巴结和淋巴
　　引流 ………………………… 125

## 第五章 感觉器官 ……………… 132
第一节 视器 ……………………… 132
一、眼球 ………………………… 132
二、眼副器 ……………………… 135
三、眼的血管和神经 …………… 137
第二节 前庭蜗器 ………………… 138
一、外耳 ………………………… 139
二、中耳 ………………………… 140
三、内耳 ………………………… 141
四、声音的传导 ………………… 144

## 第六章 神经系统 ……………… 145
第一节 总论 ……………………… 145
一、神经系统的组成 …………… 145
二、神经系统的区分 …………… 146
三、神经系统的活动方式 ……… 146
四、神经系统的常用术语 ……… 146
第二节 中枢神经系统 …………… 147
一、脊髓 ………………………… 147
二、脑 …………………………… 150
第三节 周围神经系统 …………… 162
一、脊神经 ……………………… 162
二、脑神经 ……………………… 171
三、内脏神经 …………………… 176
第四节 神经传导通路 …………… 178
一、感觉传导通路 ……………… 178
二、运动传导通路 ……………… 181
第五节 脑和脊髓的被膜、血管及脑脊
　　　　液循环 ………………… 183
一、脑和脊髓的被膜 …………… 183
二、脑和脊髓的血管 …………… 185
三、脑室系统、脑脊液及其
　　循环 ………………………… 186

## 第七章 内分泌系统 …………… 188

## 参考文献 ………………………… 190

# 第一章 绪论

## 一、人体解剖学的定义和分支学科

人体解剖学是研究正常人体形态结构、生理功能及其生长发育规律的科学，是基础医学中重要的支柱学科之一，也是相关医学专业的一门重要基础课程。

人体解剖学是一门古老的学科，随着人类文明的进步，出现了许多分支学科，主要为系统解剖学和局部解剖学。系统解剖学是按人体的功能系统（如运动系统、消化系统、神经系统等）来阐述正常人体器官的形态结构、生理功能的科学。局部解剖学是按人体的某一局部（如头部、颈部、胸部、腹部等）或某一器官，重点描述人体结构层次与器官的配布及位置关系的科学。系统解剖学和局部解剖学主要通过肉眼观察来描述人体的形态结构，故又称为巨视解剖学；以显微镜观察为学习手段的组织学、细胞学、胚胎学，称为微视解剖学。此外，人体解剖学还包括：研究人体表面形态的解剖学，称表面解剖学；运用 X 线摄影技术研究人体形态结构的解剖学，称 X 线解剖学；研究人体各局部或器官的断面形态结构的解剖学，称断层解剖学；研究神经的形态与功能的解剖学，称神经解剖学。

## 二、人体的分部与器官系统

人体从外形上可分成头部（包括颅、面部）、颈部（包括颈、项部）、背部、胸部、腹部、盆会阴部（背、胸、腹、盆会阴 4 部合称躯干部）和左、右上肢与左、右下肢 10 个重要的局部。为了描述方便，可概括为头、颈、躯干和四肢 4 个部分。

组成人体的基本单位是细胞，细胞与细胞间质共同构成组织。人体的基本组织包括上皮组织、结缔组织、肌肉组织和神经组织。几种组织相互结合，组成器官。共同完成一种主要生理功能的多个器官组成系统，人体的诸多器官按功能的不同组成运动系统、消化系统、呼吸系统、泌尿系统、生殖系统、脉管系统、感觉器官、神经系统和内分泌系统 9 大系统。

## 三、人体解剖学的基本术语

为了能正确描述人体各器官的形态结构和位置，规定了标准解剖学姿势、方位术语及轴和面等名词。

# 第一章 绪 论

## （一）标准解剖学姿势

标准解剖学姿势是指身体直立，面向前方，两眼平视正前方，两足并拢，足尖向前，双上肢下垂于躯干两侧，掌心向前。描述任何人体结构时，都必须以标准解剖学姿势为准。

## （二）方位术语

按照标准解剖学姿势，规定了一些表示方位的名词或术语。

1. **上和下** 是描述器官或结构距颅顶或足底相对远近关系的术语。近颅者为上，近足者为下。

2. **前（或腹侧）与后（或背侧）** 是描述距身体前、后面距离相对远近的术语。距身体腹侧面近者为前，而距身体背侧面近者为后。

3. **内侧和外侧** 是描述人体各局部或器官、结构与人体正中矢状面相对距离远近的术语。距离人体正中矢状面较近的称为内侧，较远的称为外侧。

4. **内和外** 是描述空腔器官相互位置关系的术语。近内腔者为内，距离内腔远者为外。

5. **浅和深** 是描述与体表相对距离关系的术语。距皮肤近者为浅，远离皮肤而距人体内部中心近者为深。

在四肢，距肢根部较近者为上，称为近侧；距肢根部较远者为下，称为远侧。上肢的尺侧与桡侧，下肢的胫侧与腓侧，分别与内侧和外侧相对应。

## （三）轴和面

轴和面是描述人体器官形态，尤其是叙述关节运动时常用的术语（图1-1）。

1. **轴** 有垂直轴、矢状轴和冠状轴，三轴相互垂直。

（1）垂直轴：为上自头侧，下至尾侧，并与地平面相垂直的轴。

（2）矢状轴：是指从腹侧面至背侧面，同时与垂直轴呈直角交叉的轴，又名腹背轴。

（3）冠状轴：为左右方向与水平面平行，与前两个轴相垂直的轴。

2. **面** 有矢状面、冠状面与水平面，三面相互垂直。

（1）矢状面：是指前后方向，将人体分成左、右两部的剖面。该剖面与地平面垂直。经过人体正中的矢状面称为正中矢状面，它将人体分成左右相等的两半。

（2）冠状面：是指左右方向，将人体分为前、后两部的剖面。该剖面与水平面及矢状面互相垂直。

（3）水平面：又称横切面，是指与地平面平行，与矢状面和冠状面相互垂直，将人体分为上、下两部的平面。

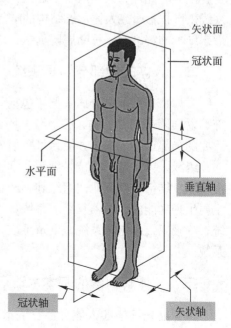

图1-1 轴和面

此外，在描述器官切面时，常以器官自身的长轴为标准，与其长轴平行的切面称纵切面，与其长轴垂直的切面为横切面。

**数字课程学习**

教学视频　　教学PPT　　自测题

# 第二章
# 运动系统

运动系统由骨、骨连结和骨骼肌3部分组成，具有支持、保护和运动的功能。全身各骨借骨连结相连形成骨骼，骨骼是人体的支架。骨骼肌附着于骨并越过骨连结，在神经系统的支配下，肌肉收缩和舒张，以骨连结为支点，牵引骨改变位置产生运动。因此，在运动中，骨起杠杆作用，骨连结是运动的枢纽，骨骼肌则是动力器官。

## 第一节 骨

### 一、概述

骨是一种器官，主要由骨组织构成，含有丰富的血管、淋巴管和神经。活体骨坚韧而有弹性，不断进行新陈代谢，具有再生、改建和修复的能力。经常锻炼可促进骨的良好发育，长期失用则会出现骨质疏松。骨中可储存大量的钙盐和磷酸盐，骨髓还有造血功能。

（一）骨的分类

成年人有206块骨（图2-1），按部位可分为颅骨、躯干骨和四肢骨3部分，颅骨和躯干骨统称为中轴骨。骨按形态可分为4类。

1. 长骨　呈长管状，为一体两端的结构，分布于四肢，如肱骨、股骨等。长骨的体又称骨干，两端膨大称骺。骨干内有容纳骨髓的空腔，称骨髓腔。骺表面有光滑的关节面。

2. 短骨　形似立方体，多成群集结分布于调节精确运动的部位，如腕骨和跗骨。

3. 扁骨　呈板状，主要构成容纳器官的腔壁，起保护作用，如颅盖骨和肋骨。

4. 不规则骨　形态不规则，如椎骨、上颌骨等。

（二）骨的构造

骨主要由骨质、骨膜和骨髓3部分构成（图2-2）。

1. 骨质　是骨的主要成分，由骨组织构成，分为骨密质和骨松质2种。骨密质分布于骨的表层，由紧密排列成层的骨板组成，致密而坚硬；骨松质位于骨的内部，呈海绵状，由相互交织的骨小梁构成。颅盖骨内外表层的骨密质分别称内板和外板，内、外板之间的骨松质称为板障。

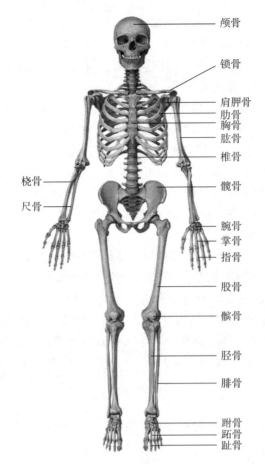

图 2-1 全身骨骼（前面观）

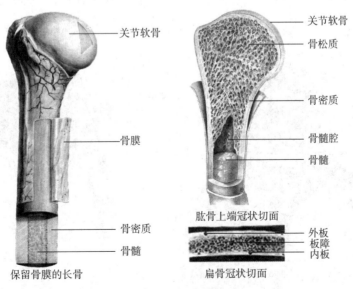

图 2-2 骨的构造

**2. 骨膜** 由致密结缔组织构成，覆盖在除关节面以外的骨表面及衬覆在骨髓腔内面和骨松质间隙内。骨膜分内、外两层，外层致密，内层疏松，有成骨细胞和破骨细胞，它们分别具有产生新骨质和破坏原骨质的功能。骨膜含有丰富的血管和神经，对骨的营养、再生、改建、修复和感觉具有重要作用。

**3. 骨髓** 填充于骨髓腔和骨松质间隙内，是人体主要的造血器官。骨髓分红骨髓和黄骨髓两类，前者有造血功能，后者失去造血功能。在贫血、失血等情况下，黄骨髓可转化为红骨髓，恢复造血功能。胎儿和婴幼儿的骨髓都是红骨髓，5岁以后，长骨骨髓腔内的红骨髓逐渐被脂肪组织所代替，转化为黄骨髓。成年人骨髓腔内全部为黄骨髓，而在胸骨、肋骨、髂骨、椎骨及肱骨和股骨近侧端骨松质内，终生都是红骨髓，因此临床上常选择髂前上棘或髂后上棘等处进行骨髓穿刺，检查骨髓象。

### （三）骨的化学成分和物理性质

骨主要由有机质和无机质组成。有机质主要是骨胶原纤维束和蛋白聚糖，赋予骨弹性和韧性；无机质主要是碱性磷酸钙，使骨具有硬度和脆性。骨的化学成分和物理性质随着人体成长而不断变化。幼儿骨质所含的有机质和无机质比例各半，弹性较大且可塑性强，所以不易发生骨折而易弯曲变形；青壮年骨质中有机质与无机质比例为3:7，最为合适，因而具有很大硬度和一定的弹性；老年人骨质中无机质占比例更大，脆性较大，易发生骨折。

## 二、躯干骨

躯干骨包括24块椎骨、1块骶骨、1块尾骨、1块胸骨和12对肋骨，借骨连结参与脊柱、胸廓和骨盆的构成。

### （一）椎骨

幼年时椎骨为32或33块，包括颈椎7块，胸椎12块，腰椎5块，骶椎5块，尾椎3或4块。成年后5块骶椎融合成骶骨，3或4块尾椎融合成尾骨。

**1. 椎骨的一般形态** 椎骨由前方短圆柱形的椎体和后方板状的椎弓组成（图2-3）。

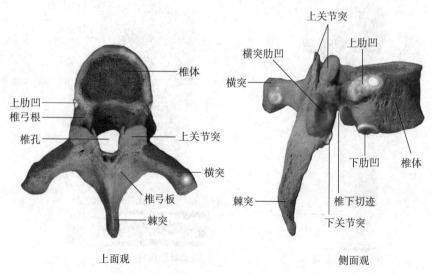

图2-3 椎骨（胸椎）

自椎弓向正后下方伸出一个棘突，向两侧伸出一对横突，向上、下各伸出一对上关节突和下关节突。椎弓与椎体邻接部较细，称椎弓根。椎弓根上、下各有一个切迹，两个相邻椎骨的上、下切迹共同围成椎间孔，是脊神经和血管的通路。两侧椎弓根向后内侧扩展变宽，称椎弓板。椎体与椎弓共同围成椎孔，各椎孔相通连，构成容纳脊髓的椎管。

2. 各部椎骨的主要特征

（1）颈椎（图2-4）：椎体较小，横突上有横突孔，棘突较短，末端往往分叉。第1颈椎无椎体，呈环形，称寰椎（图2-5）。第2颈椎又称枢椎（图2-6），特点是椎体有一个向上伸出的齿突。第7颈椎又名隆椎，棘突较长，末端不分叉，体表易触及，是计数椎骨的标志。

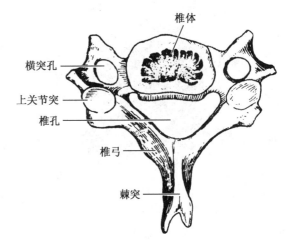

图2-4 颈椎（上面观）

（2）胸椎（图2-3）：椎体后份上、下缘有半圆形的关节面，称肋凹，横突末端前面有横突肋凹，它们分别与肋骨的肋头和肋结节相关节。棘突较长，向后下方倾斜。

（3）腰椎（图2-7）：椎体粗壮，棘突宽短呈板状且水平伸向后方。上、下棘突的间隙较宽，临床上可经此做腰椎穿刺术。

（4）骶骨（图2-8、2-9）：由5块骶椎融合而成，呈倒置的三角形，底宽大朝上，前缘中部前凸称岬；尖向下接尾骨。前面光滑微凹，有4对骶前孔。后面粗糙，正中线上有突起的骶正中嵴，嵴外侧有4对骶后孔。骶前孔和骶后孔分别有骶神经前支和后支穿出。纵贯骶骨中央有骶管，其下端的开口称骶管裂孔，裂孔两侧有下突的骶角，是骶管麻醉的标志。骶骨外侧部上份有耳状面，其与髂骨构成骶髂关节。

（5）尾骨（图2-8）：由3或4块尾椎融合而成。上接骶骨，下端游离为尾骨尖。

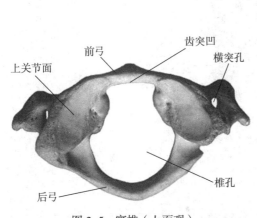

图2-5 寰椎（上面观）

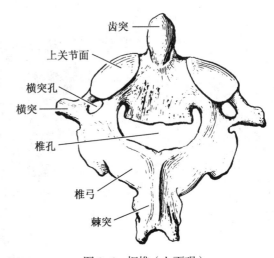

图2-6 枢椎（上面观）

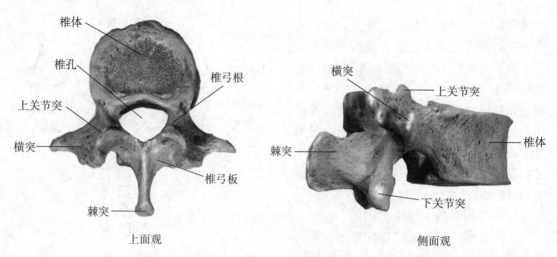

图 2-7 腰椎

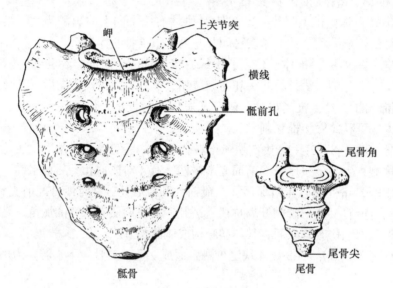

图 2-8 骶骨和尾骨（前面观）

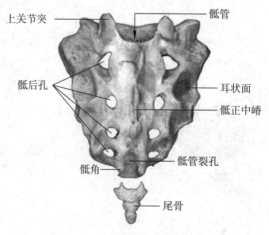

图 2-9 骶骨和尾骨（后面观）

（二）胸骨

胸骨位于胸前壁正中，是典型的扁骨，分为胸骨柄、胸骨体和剑突三部分（图2-10）。胸骨柄上缘中部为颈静脉切迹，两侧有锁切迹。胸骨体的两侧缘有第1~7肋切迹。胸骨柄与体相接处，稍向前凸出，称胸骨角，其两侧与第2肋软骨相连，是计数肋的重要标志；胸骨角向后平第4胸椎椎体下缘。剑突扁而薄，形状变化较大。

（三）肋

肋由肋骨和肋软骨两部分组成，共12对。第1~7对肋前端直接与胸骨连接，称真肋；第8~12对肋前端不直接与胸骨相连接，称假肋，其中第8~10对肋前端依次与上位肋软骨连接构成肋弓；第11和12对肋前端游离于腹壁肌层中，活动度较大，称浮肋。

肋骨为弓形扁骨，分为体和前、后两端（图2-11）。后端膨大称肋头，肋头后外侧有粗糙隆起称肋结节，肋头和肋结节分别与胸椎肋凹和横突肋凹相关节。肋结节前方为肋体，肋体上缘钝圆，下缘锐薄，内面近下缘处有肋沟，内有肋间神经和血管经过。肋体后份急转弯处称肋角。前端稍宽，与肋软骨相接。肋软骨位于肋的前部，由透明软骨构成，终生不骨化。

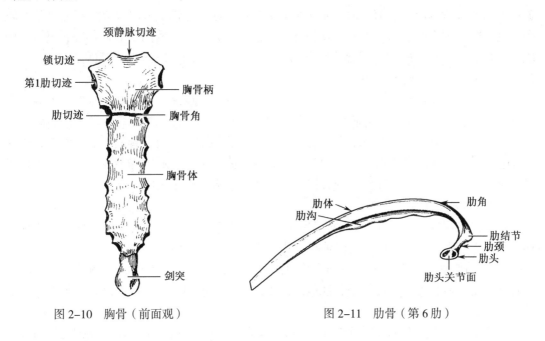

图2-10 胸骨（前面观）　　　　　图2-11 肋骨（第6肋）

## 三、颅

颅由23块颅骨（中耳3对听小骨未计入）和骨连结组成。除下颌骨和舌骨外，颅骨彼此借缝或软骨牢固连结。颅分为后上方的脑颅和前下方的面颅，两者以眶上缘、外耳门上缘和枕外隆凸的连线为界。脑颅由8块脑颅骨围成颅腔，容纳和保护脑。颅腔的顶呈穹窿形称颅盖，底称颅底。面颅由15块面颅骨组成，除舌骨外，它们在蝶骨、额骨和筛骨的参与下分别围成眶、骨性鼻腔和骨性口腔，并且构成颜面的基本轮廓。

（一）颅骨

1. 脑颅骨　8块，不成对的有额骨、筛骨、蝶骨和枕骨，成对的有颞骨和顶骨。颅

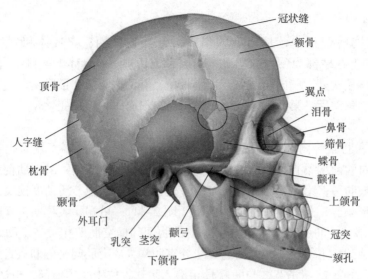

图 2-12 颅的侧面观

盖主要由 4 块骨构成,从前向后分别是额骨、1 对顶骨和枕骨。参加构成颅底的骨数目较多,其中蝶骨位于颅底的中央,额骨和筛骨在前,枕骨在后,两侧为颞骨。颞骨还参与构成颅的侧壁,在颅底的颞骨部分称颞骨岩部。筛骨上面的小部分构成颅前窝的中央部分,其余部分参与面颅的构成(图 2-12)。

2. 面颅骨  15 块,成对的有上颌骨、鼻骨、泪骨、颧骨、下鼻甲和腭骨,不成对有下颌骨、舌骨和犁骨。1 对上颌骨位于面颅中央,其上部的内侧为鼻骨,鼻骨的后外方有小块呈方形的泪骨。上颌骨外上方隆起的呈菱形的骨为颧骨。上颌骨的后方接腭骨,内侧面有卷曲的下鼻甲。骨性鼻腔的正中有一块犁骨,它构成骨性鼻中隔的后下部。舌骨位于喉的上方,借韧带连于颅底。下颌骨位于面颅的前下方(图 2-13)。

(二)颅的整体观

1. 颅的顶面观  呈卵圆形,前窄后宽。额骨与两侧顶骨连接构成冠状缝,两侧顶骨连接形成矢状缝,两侧顶骨与枕骨连接处为人字缝(图 2-12)。

2. 颅的前面观  颅的前面上部为额骨鳞部。中部是一对上颌骨,与颧骨及上方的脑颅骨构成眶。两侧上颌骨之间是骨性鼻腔。下部是骨性口腔,主要由上颌骨和下颌骨构成(图 2-13)。

(1)眶:眶容纳眼球和眼副器,呈四面锥体形。尖朝向后内侧,通过视神经管与颅中窝相通。底朝前外侧称眶口。眶有上、下、内、外侧四壁。上壁与颅前窝相邻,前外侧有一深窝,称泪腺窝;内侧壁邻接鼻腔,前部有泪骨与上颌骨围成的泪囊窝,经鼻泪管向下通鼻腔;外侧壁较厚,后上方与上壁交界处有眶上裂通颅中窝;下壁邻上颌窦,后方与外侧壁交界处有眶下裂通翼腭窝,并向外达颞下窝。

(2)骨性鼻腔:位于面颅中央,上邻颅腔,下方为口腔,两侧邻接眶、筛窦及上颌窦。鼻腔正中矢状位上有一块由筛骨的垂直板与犁骨构成的骨板,称骨性鼻中隔,将其分为左右两半。鼻腔前方的开口称梨状孔,后方的开口称鼻后孔。鼻腔外侧壁有三个向下卷曲的骨片,分别称上、中、下鼻甲,各鼻甲下方的间隙称上、中、下鼻道。在上鼻甲与蝶骨体之间的部分,称蝶筛隐窝。下鼻道前部有鼻泪管的开口(图 2-14)。

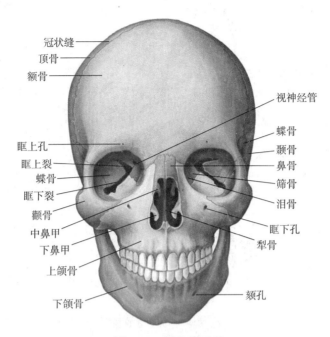

图 2-13 颅的前面观

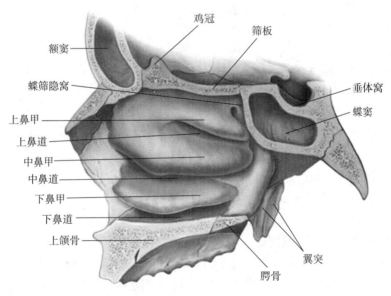

图 2-14 鼻腔外侧壁

（3）鼻旁窦：是位于鼻腔周围且与鼻腔相通的若干颅骨内的含气腔隙，包括额窦、筛窦、上颌窦和蝶窦。这些腔隙的形成既减轻了颅骨的重量，又能对发音起共鸣作用。其中，额窦位于额骨内，开口于中鼻道；筛窦位于筛骨内，又称筛小房，为许多薄壁的小腔隙，分前、中、后三群，前群和中群开口于中鼻道，后群开口于上鼻道；蝶窦位于蝶骨体内，开口于蝶筛隐窝；上颌窦位于上颌骨体内，开口于中鼻道，特点是窦腔较大且开口位置高于窦底，炎性产物积聚时则引流不畅（图 2-15，图 2-16）。

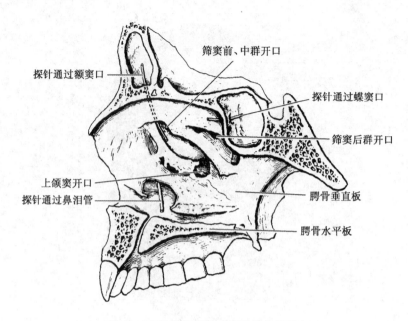

图 2-15 鼻腔外侧壁（切除部分鼻甲）

（4）骨性口腔：由上颌骨、腭骨和下颌骨构成。有顶、前壁和两个侧壁，下壁缺如。顶是硬腭。前壁和两侧壁由上、下颌骨的牙槽弓及牙齿围成。

3. 颅的侧面观（图 2-12） 颅的侧面可见颞骨乳突，其前方有外耳门，向内侧通外耳道。外耳门前方有一弓状的骨梁，称颧弓，可在体表扪及。颧弓后端，在下颌窝前方有一横行隆起称为关节结节。颧弓上方的凹陷称颞窝。颞窝内额、顶、颞、蝶四骨的交汇处称翼点。此处骨质薄弱，深方有脑膜中动脉的前支经过，所以外伤或骨折时，容易损伤动脉，引起颅腔内血肿。在颧弓平面以下，颞窝通入一个较大

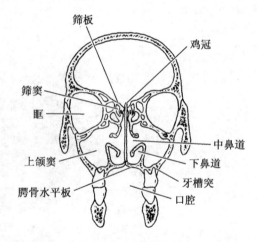

图 2-16 颅冠状切面

的腔隙，称颞下窝，是上颌体和颧骨后方的不规则间隙，容纳咀嚼肌和血管神经。颞下窝向内通翼腭窝，翼腭窝为上颌骨、腭骨和蝶骨翼突之间不规则的小间隙，是口腔、鼻腔、眶、颅中窝和颞下窝的交通要道。颧弓和上颌骨的下方为下颌骨，可分为弓形的下颌体和板状的下颌支。下颌支上端后部的突起称髁突，髁突末端膨大称下颌头。下颌支的后缘与下颌体下缘相交处称下颌角，是常用的骨性标志。

4. 颅底内面观 颅底承托脑，凹凸不平，与脑底面的结构相对应，形成了由前向后逐渐加深且呈阶梯状的前、中、后三个颅窝（图 2-17）。

（1）颅前窝：位置最高，主要结构有位于正中线上的鸡冠，两侧是筛板，板上有许多小孔称筛孔，向下通鼻腔，有嗅神经通过。

（2）颅中窝：较颅前窝低，中央部是蝶骨体，上面有垂体窝，后方横位的骨隆起是鞍

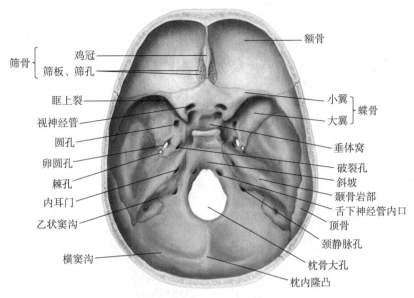

图 2-17 颅底内面观

背，临床上通常将垂体窝和鞍背合称为蝶鞍。在蝶鞍的两侧，由前内侧向后外侧依次排列有圆孔、卵圆孔和棘孔。蝶骨体与颞骨岩部尖端之间为破裂孔，此孔的后外侧有颈动脉管内口。

（3）颅后窝：最深，中央部最深处有枕骨大孔，孔前方的倾斜面称斜坡，孔后上方的隆起称枕内隆凸，由此向两侧有横窦沟，该沟向前下转续为乙状窦沟。乙状窦沟末端终于颈静脉孔。颈静脉孔与枕骨大孔之间有舌下神经管。颞骨岩部后面中部有内耳门，由此通入内耳道至内耳道底。

5. 颅底外面观　颅底外面高低不平，神经、血管通过的孔裂较多。为了便于描述，可将其分为前、中、后三个区。在前区主要结构有两侧上颌牙槽突合成的牙槽弓，由上颌骨腭突和腭骨水平板构成的骨腭。中间区可见卵圆孔、棘孔、下颌窝和关节结节。颞骨岩部下面的中部有颈动脉管外口，通入颈动脉管直至颈动脉管内口。后区可见位于枕骨大孔外侧卵圆形的隆起，称枕髁，枕髁外侧有颈静脉孔。在乳突的前内侧有细长的茎突，茎突与乳突之间为茎乳孔（图 2-18）。

（三）新生儿颅的特征

人在胎儿时期的脑及感觉器发育较早，而咀嚼和呼吸器官尚不发达，所以在出生时脑颅比面颅大得多。新生儿面颅仅占全颅的 1/8，而成年人为 1/4。新生儿颅骨没有完全发育，骨与骨之间的间隙较大，位于颅盖各骨之间的间隙为结缔组织膜所填充，称颅囟。其中前囟最大，呈菱形，位于矢状缝与冠状缝相接处。在矢状缝和人字缝相交处，有三角形的后囟。前囟在 1~2 岁时闭合，后囟在出生后不久即闭合。临床上常以前囟作为婴儿发育和颅内压变化的检查部位之一。

## 四、四肢骨

四肢骨又称附肢骨，包括上肢骨和下肢骨。上肢骨每侧 32 块，共 64 块；下肢骨每侧

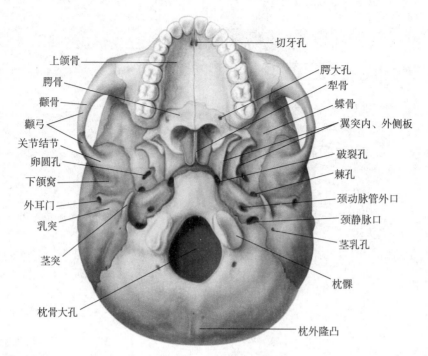

图 2-18 颅底外面观

31块，共62块，两侧排列方式基本一致。上肢骨多参与劳动活动，故相对纤细轻巧，运动灵活；而下肢骨主要支撑躯干的直立及位移，故相对粗大结实。

（一）上肢骨

上肢骨包括上肢带骨和自由上肢骨，自由上肢骨借上肢带骨连于躯干骨。

1. 上肢带骨　包括锁骨和肩胛骨。

（1）锁骨：为一近似横向"S"形弯曲的骨，位于胸廓前上方皮下，左右各一，全长可在体表触及。内侧端粗大，称胸骨端，与胸骨的锁切迹构成胸锁关节。外侧端扁平，称肩峰端，与肩胛骨的肩峰相连（图 2-19）。锁骨的内侧 2/3 段凸向前，外侧 1/3 段凸向后。锁骨骨折多见于中、外 1/3 段交界处。

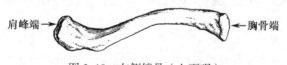

图 2-19　左侧锁骨（上面观）

（2）肩胛骨：为三角形扁骨，位于胸廓后外侧，左右各一，介于第 2～7 肋骨之间，有两面、三缘和三个角（图 2-20）。腹侧面（前面）稍凹陷为一大的浅窝，称肩胛下窝。背侧面（后面）偏上方有一横行骨嵴，称肩胛冈，冈上、下方的浅窝分别称冈上窝和冈下窝。肩胛冈的外侧端称肩峰。上缘短薄，靠外侧端有屈指状的突起，称喙突。内侧缘锐薄，又称脊柱缘。外侧缘肥厚，又称腋缘。肩胛骨上角也称内侧角，平对第 2 肋。肩胛骨下角平第 7 肋，常作为计数肋骨的标志。肩胛骨外侧角为外侧缘和上缘的汇合处，粗大肥厚，其上有朝向外侧的椭圆形关节窝，称关节盂。关节盂上、下方各有一粗糙隆起，称盂

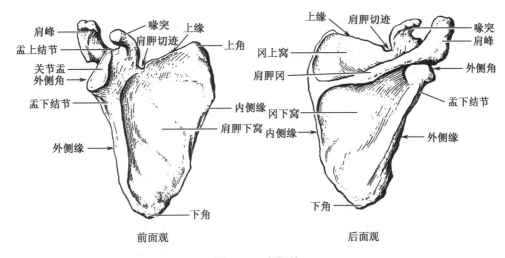

图2-20 肩胛骨

上结节和盂下结节。

2. 自由上肢骨 包括肱骨、尺骨、桡骨和手骨。

（1）肱骨：位于上臂，是上肢最长的管状骨，分为一体及上、下两端。上端膨大，主要有肱骨头，呈半球形，朝向上后内侧。肱骨头外侧和前方有隆起的大结节和小结节，二者向下延伸形成大结节嵴和小结节嵴，两结节间的纵沟称结节间沟，内有肱二头肌长头腱通过。骨干与上端相接处较细，称外科颈，此处较易发生骨折。骨干中部外侧面有一粗糙隆起，称三角肌粗隆。骨干中部后面有一条由上内侧向下外侧呈螺旋状的浅沟，称桡神经沟，桡神经沿此沟经过，因而肱骨中段骨折时，容易损伤桡神经。肱骨下端较扁薄，有两个关节面，内侧部的肱骨滑车与尺骨相关节，外侧部有半球状的肱骨小头，与桡骨相关节。在下端的两侧各有一个突起，分别称内上髁和外上髁。下端后方有一深窝称鹰嘴窝。肱骨内上髁后方有一浅沟，称尺神经沟（图2-21）。

（2）尺骨：位于前臂内侧，上粗下细，分一体两端，体为三棱柱形。上端有两个突起，后上方较大的称鹰嘴，前下方较小的称冠突。二者之间的凹陷称滑车切迹，与肱骨滑车相关节。上端外侧面有微凹的关节面，称桡切迹，与桡骨头相关节。鹰嘴是肘后最大的骨突，为上肢重要的骨性标志。尺骨下端有圆形的尺骨头，其后内侧有向下的突起，称尺骨茎突（图2-22）。

（3）桡骨：位于前臂外侧，上细下粗，分一体两端，上端称桡骨头，其上方的桡骨头凹与肱骨小头相关节，头周缘的环状关节面与尺骨的桡切迹相关节。头下方略细部为桡骨颈，其内下方有突起的桡骨粗隆。下端下面有腕关节面与腕骨相关节。下端内侧有尺切迹，与尺骨头相关节。下端外侧向下的突起，称桡骨茎突，体表可扪及（图2-22）。

（4）手骨：由8块腕骨，5块掌骨和14块指骨组成（图2-23）。腕骨属于短骨，排成近侧和远侧两列，由桡侧向尺侧，近侧列依次为手舟骨、月骨、三角骨和豌豆骨，远侧列是大多角骨、小多角骨、头状骨和钩骨。掌骨均属于长骨，分底、体和头三部分。指骨也属于长骨，除拇指两节外，其他四指都有三节。每块指骨可分底、体和滑车三部分，但远节指骨远端掌面粗糙，称远节指骨粗隆。

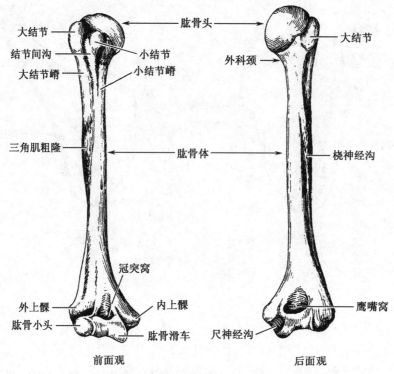

图 2-21 肱骨

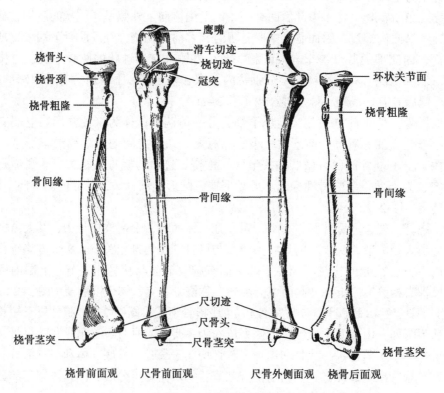

图 2-22 桡骨和尺骨

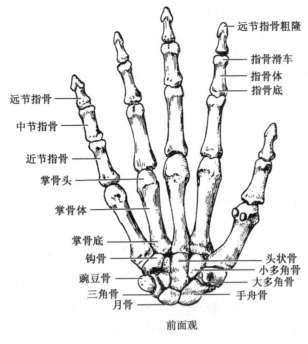

图 2-23 手骨

（二）下肢骨

下肢骨包括下肢带骨和自由下肢骨，自由下肢骨借下肢带骨与躯干骨相连。

1. 下肢带骨（髋骨）　位于躯干下端两侧，是不规则骨，由髂骨、坐骨和耻骨构成。幼年期三骨之间以软骨结合，成年后软骨骨化，三骨融合为一，在融合处的外面有深窝，称髋臼（图 2-24）。

（1）髂骨：位于髋骨上部，可分为髂骨体和髂骨翼两部分。体肥厚坚固，构成髋臼的上部 2/5。翼为宽阔的骨板，其上缘称髂嵴，两侧髂嵴最高点的连线，约平第 4 腰椎棘突，

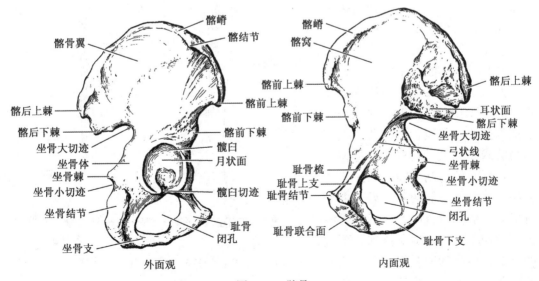

图 2-24　髋骨

可作为腰椎穿刺的定位标志。髂嵴前端为髂前上棘，后端为髂后上棘，这两个骨性标志是骨髓穿刺的常用部位。髂骨翼内面的浅窝称髂窝，窝下界的圆钝骨嵴称弓状线，此线后端接耳状面。髂骨耳状面与骶骨相关节。

（2）坐骨：构成髋骨的后下部，分为坐骨体和坐骨支。体组成髋臼的后下部2/5，后缘有尖形的坐骨棘。在坐骨棘的上下方分别有坐骨大切迹和坐骨小切迹。坐骨体向前上移行为坐骨支。体与支移行处后部的粗糙隆起称坐骨结节，为坐骨最低部，可在体表扪及。

（3）耻骨：构成髋骨的前下部，分为体和上、下两支。体组成髋臼前下部1/5。自体向前内侧伸出耻骨上支，其末端急转向下移行于耻骨下支。在耻骨上、下支移行处的内侧，有耻骨联合面。耻骨上支上缘的锐嵴称耻骨梳，前端终止于耻骨结节。耻骨下支伸向后下与坐骨支结合，从而使耻骨与坐骨共同围成髋骨下部的大孔，称为闭孔。

2. 自由下肢骨 包括股骨、髌骨、胫骨、腓骨及足骨。

（1）股骨：位于大腿，是人体中最粗大、最长的长骨，长度约占身长的1/4，可分为体及上、下两端。上端有球形的股骨头，与髋臼相关节。股骨头下外侧的狭细部分称股骨颈，与体相交形成的角为颈干角，约130°。股骨颈外侧的隆起称大转子，体表可扪及，是重要的体表标志，其下内侧的突起称小转子。大、小转子之间，前面有转子间线，后面有转子间嵴。股骨体粗壮，在后面有纵行的骨嵴，称股骨粗线，向上外侧延续为臀肌粗隆。粗线下端分为内侧唇和外侧唇，两唇间的骨面为腘面。股骨下端两侧膨大，形成内侧髁和外侧髁，两髁的下面和后面都有关节面，前面连成髌面，与髌骨相接。髁后份之间的深窝为髁间窝，两髁侧面最突起处，分别为内上髁和外上髁，内上髁上方的小突起称收肌结节，为内收肌附着处（图2-25）。

（2）髌骨：俗称膝盖骨，位于股骨下端的前面，是人体最大的籽骨，镶嵌于股四头肌肌腱内。髌骨上宽下尖，前面粗糙，后面为关节面，与股骨髌面相关节，髌骨在体表可扪及（图2-26）。

（3）胫骨：位于小腿内侧，分一体两端。上端膨大，与股骨下端相应，向两侧形成内侧髁和外侧髁，上面的关节面与股骨相关节。上端前面的隆起称胫骨粗隆。胫骨体呈三棱柱形，较锐利的前缘和平坦的内侧面在皮下均能触及。后面上份有斜向下的比目鱼肌线。下端稍膨大，内侧下方的扁突称内踝。下端的下面和内踝的外侧面与距骨相关节。下端外侧面有腓切迹与腓骨相

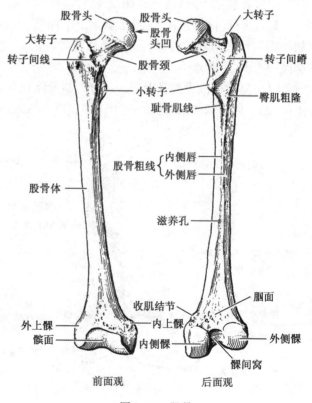

图2-25 股骨

接（图2-27）。

（4）腓骨：位于小腿外侧，在胫骨的后外侧。上端稍膨大称腓骨头，头下方缩窄称腓骨颈。下端膨大，形成外踝，内侧有外踝关节面，与距骨相关节。腓骨头与外踝可以在体表触及（图2-27）。

（5）足骨：由7块跗骨、5块跖骨和14块趾骨组成（图2-28）。跗骨属短骨，分为前、中、后三列。后列包括上方的距骨和下方的跟骨。中列为位于距骨前方的足舟骨。前列为内侧楔骨、中间楔骨和外侧楔骨，以及位于骰骨前方的骰骨。跗骨几乎占据全足的一半，距骨上面有前宽后窄的关节面，称距骨滑车，与内、外踝和跟骨相关节，跟骨后端的粗大隆凸为跟骨结节，体表可扪及。距骨前方与足舟骨相邻，其内下方隆起为舟骨粗隆，是临床截肢手术的重要体表标志。足舟骨前方与三块楔骨相关节，外侧的骰骨与跟骨相接。跖骨属于长骨，分底、体和头三部分。底与跗骨相关节，头接趾骨。趾骨也是长骨，除踇趾两节外，其他四趾都是三节。

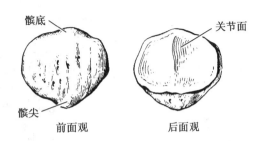

图2-26 髌骨

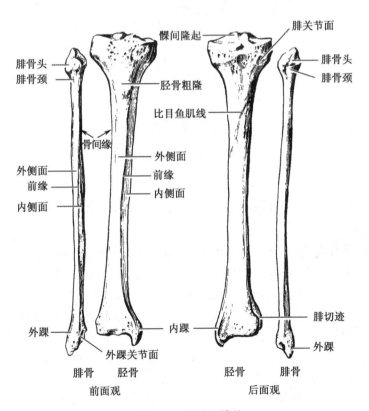

图2-27 胫骨和腓骨

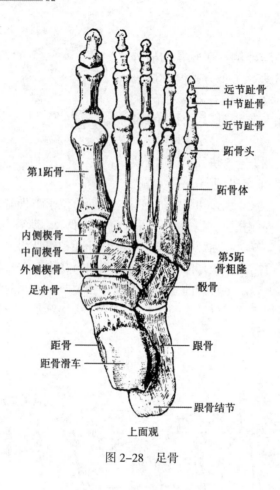

图 2-28 足骨

## 第二节 骨 连 结

### 一、概述

骨与骨之间的连结装置称为骨连结。连结的方式分为直接连结和间接连结两种。

（一）直接连结

直接连结是骨与骨之间借纤维结缔组织、软骨或骨组织直接相连的结构，其间无间隙，连结比较牢固，不活动或仅有少许活动。如颅盖骨之间的纤维连结（缝）、椎骨之间的纤维连结（韧带），长骨骨干与骺之间的骺软骨（透明软骨结合），椎体之间的椎间盘（纤维软骨连结），以及髂骨、耻骨、坐骨三骨之间的骨性结合等（图2-29）。

（二）间接连结

间接连结是骨与骨之间借结缔组织构成的关节囊相连，相对骨面之间有间隙，活动度较大。间接连结也称滑膜关节，简称关节。

1. 关节的基本构造　包括关节面、关节囊和关节腔三个部分（图2-29，图2-30）。

（1）关节面：是参加组成关节各相关骨的邻接面，大多一凸一凹形成关节头或关节窝。关节面表面均覆有一层光滑的关节软骨，具有减少摩擦和缓冲外力冲击的作用。关节软骨不含血管、淋巴管和神经，其营养由滑液和滑膜血管渗透获得。

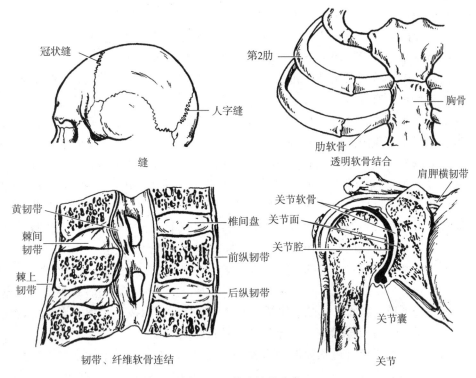

图 2-29 骨连结的分类

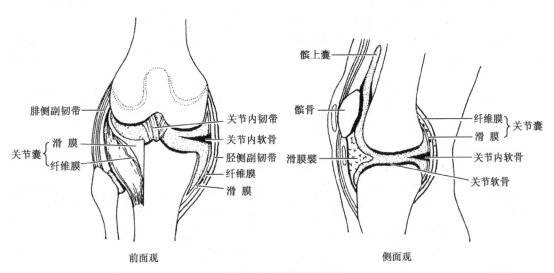

图 2-30 关节的构造

（2）关节囊：为纤维结缔组织构成的囊，附着于关节面的周缘，分为内、外两层。外层为纤维膜，厚而坚韧，周缘与骨膜相延续；内层为滑膜，薄而柔软，能产生滑液润滑关节和营养关节软骨。关节囊的厚薄和紧张程度与关节的稳固性和灵活性有关。如下肢各关节负重较大，关节囊坚厚而紧张，比较稳固而灵活性较差；上肢各关节运动灵活，则关节囊薄而松弛。

（3）关节腔：是关节囊滑膜和关节软骨围成的密闭的腔隙，腔内含少量滑液，可减少关节运动时的摩擦。关节腔内呈负压,对维持关节的稳固有重要作用。

2. 关节的辅助结构　关节除具备上述基本结构外,某些关节为适应特殊功能的需要,还形成一些特殊结构,以增加关节的灵活性或稳固性(图2-30)。

(1)韧带:是连接相邻两骨之间的纤维结缔组织束,可增强关节的稳固性。位于关节囊外的称囊外韧带,有的囊外韧带为关节囊的局部增厚,如髋关节的髂股韧带;有的独立于关节囊,不与囊相连,如膝关节的腓侧副韧带;有的是关节周围肌腱的延续,如膝关节的髌韧带。位于关节囊内的称囊内韧带,被滑膜包裹,如膝关节的交叉韧带。

(2)关节内软骨:是位于关节囊内的纤维软骨,有关节盘和关节唇2种形式。关节盘是位于两个关节面之间的纤维软骨板,其周缘附着于关节囊内面,将关节腔分为两部分。关节盘多呈圆盘形,但膝关节中的关节盘呈半月形,称半月板。关节盘可使关节面更为适配,并能减少外力对关节的冲击和振荡。关节唇是附着于关节窝周缘的纤维软骨环,可加深关节窝,增加关节的稳固性,如肩关节的盂唇,髋关节的髋臼唇。

(3)滑膜襞和滑膜囊:关节的滑膜折叠并突入关节腔形成滑膜襞,从而扩大了滑膜面积,有利于滑液的分泌和吸收。在某些部位,滑膜从纤维膜缺如处呈囊状膨出,填充于肌腱与骨面之间,形成滑膜囊,可减少肌活动时与骨面之间的摩擦,如膝关节的髌上囊。

3. 关节的运动　主要是绕着3个轴作3组拮抗运动。

(1)屈和伸:是关节绕冠状轴进行的运动。运动时,两骨之间的角度发生变化,角度变小为屈,角度增大为伸。一般情况下,关节的屈是指向腹侧面靠拢或成角,但膝关节则相反,小腿向后贴近大腿的运动为屈,反之为伸。在手部,由于拇指几乎与其他四指垂直,故拇指腕掌关节的屈伸是围绕矢状轴进行的,拇指与手掌面角度减小为屈,反之为伸。在踝关节,足尖上抬,足背向小腿前面靠拢为踝关节的伸,亦称背屈;足尖下垂为踝关节的屈,亦称跖屈。

(2)内收和外展:是关节绕矢状轴进行的运动。运动时,骨向正中矢状面靠拢,称内收;反之,离开正中矢状面,称外展。手指的收展是以中指为准的靠拢、散开运动,而拇指的收展是围绕冠状轴进行的,拇指向示指靠拢称收,反之称展。足趾则是以第二趾为准的靠拢、散开运动。

(3)旋内和旋外:是关节绕垂直轴进行的运动。运动时,骨向前内侧旋转,称旋内;反之,向后外侧旋转,称旋外。在前臂,桡骨围绕通过桡骨头和尺骨头的轴旋转,将手背向前的运动,称旋前;将手掌恢复到向前或手背转向后的运动,称旋后。此外,能绕2个以上轴运动的关节可作环转运动,即关节头在原位转动,骨的远侧端做圆周运动。

4. 关节的分类　关节有多种分类方法,按构成关节的关节面数目可分成单关节(2个关节面)和复关节(2个以上的关节面)。常按关节运动轴的数目分为3类。

(1)单轴关节:只能绕一个运动轴作一组运动,包括2种形式。

1)屈戌关节:又名滑车关节。一骨关节头呈滑车状,另一骨有相应的关节窝。通常只能绕冠状轴作屈伸运动,如指间关节。

2)车轴关节:由圆柱状的关节头与凹面状的关节窝构成,关节窝常由骨和韧带连成环,可沿垂直轴作旋转运动,如寰枢正中关节和桡尺近侧关节等。

(2)双轴关节:能绕2个互相垂直的运动轴进行两组运动,也可进行环转运动,包括2种形式。

1）椭圆关节：关节头呈椭圆形凸面，关节窝呈相应椭圆形凹面，可沿冠状轴作屈、伸运动，沿矢状轴作内收、外展运动，并可作环转运动，如桡腕关节和寰枕关节等。

2）鞍状关节：两骨的关节面均呈鞍状，互为关节头和关节窝。鞍状关节有2个运动轴，可沿两轴作屈、伸、收、展和环转运动，如拇指腕掌关节。

（3）多轴关节：具有两个以上的运动轴，可作多方向的运动，通常也有2种形式。

1）球窝关节：关节头较大，呈球形，关节窝浅而小，与关节头的接触面积不足1/3，如肩关节，可作屈、伸、收、展、旋内、旋外和环转运动。也有的关节窝特别深，包绕关节头的大部分，称杵臼关节，虽然也属于球窝关节，但运动范围受到一定限制，如髋关节。

2）平面关节：两骨的关节面均较平坦而光滑，但仍有一定的弯曲或弧度，也可列入多轴关节，可作多轴性的滑动或转动，如胸锁关节。

## 二、躯干骨的连结

躯干骨的连结包括由椎骨构成的脊柱的连结及由12块胸椎、12对肋、1块胸骨构成的胸廓的连结。

（一）脊柱的连结

脊柱由24块椎骨、1块骶骨和1块尾骨借骨连结形成，构成人体的中轴。

1. 椎骨间的连结

（1）椎间盘：是连结相邻2个椎体的纤维软骨盘，由周围部的纤维环和中央部的髓核2部分构成（图2-31）。椎间盘共有23个，其中第1颈椎和第2颈椎之间没有椎间盘。各部椎间盘厚薄不一，中胸部较薄，颈部较厚，腰部最厚，所以颈、腰椎活动度较大。椎间盘坚韧而有弹性，具有"弹性垫"样缓冲作用，又能允许脊柱作各个方向的运动。当脊柱运动时，髓核在纤维环内可有轻微移动。纤维环的后外侧部较薄弱，破裂时可导致髓核突向椎间孔或椎管，从而压迫脊神经根或脊髓产生症状，临床上称为椎间盘突出症。

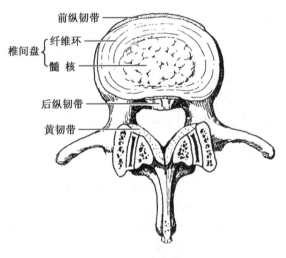

图2-31 椎间盘

（2）韧带：连结椎骨的韧带长短不一，长距离的韧带包括位于椎体前面的前纵韧带、位于椎体后面的后纵韧带、连结于棘突尖端的棘上韧带。短的韧带主要有相邻椎弓之间的黄韧带，以及连于相邻棘突之间的棘间韧带。位于相邻椎骨横突间的横突间韧带，部分与横突间肌混合，有限制脊柱侧屈的作用。腰椎穿刺时，针尖要依次经过棘上韧带、棘间韧带和黄韧带进入椎管（图2-32）。

（3）关节：相邻2个椎骨的上、下关节突构成关节突关节，只能作轻微运动，但由于数量多，其运动幅度总和却很大。此外，寰椎两侧的上关节凹与相应枕骨的枕髁构成寰枕

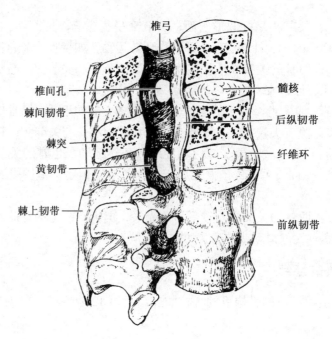

图 2-32 椎骨间的连结

关节，为联合关节；寰椎侧块的下关节面与枢椎上关节面构成寰枢外侧关节，左右各一；由枢椎的齿突与寰椎前弓后方的关节面和寰椎横韧带构成寰枢正中关节。

2. 脊柱的整体观和功能　脊柱由颈椎 7 块、胸椎 12 块、腰椎 5 块、骶骨和尾骨各 1 块，借椎间盘、韧带和关节连结而成（图 2-33）。

（1）脊柱的整体观：成年人脊柱长约 70 cm，从侧面观察，可见颈、胸、腰、骶 4 个生理性弯曲。其中颈曲和腰曲凸向前，是在出生后获得的，颈曲支持头的抬起，腰曲使重心后移，维持身体的平衡。胸曲和骶曲凸向后方，其在胚胎时已形成，扩大了胸腔和盆腔的容积。

（2）脊柱的功能：脊柱构成人体的中轴，上方承托颅，下接下肢带骨，中连肋骨，参加胸腔、腹腔和盆腔后壁的构成。它除了具有支持体重和运动功能外，还有缓冲振荡，保护脑、脊髓和胸腹腔器官的作用。脊柱的活动范围较大，可作屈伸、侧屈、旋转和环转运动，其中腰部和颈部活动范围较大，故损伤也较为多见。

（二）胸廓的连结

胸廓由 12 块胸椎、12 对肋、1 块胸骨和它们之间的连结共同构成（图 2-34），具有支持、保护胸腹腔器官和参与呼吸运动的功能。

胸廓的主要关节有肋椎关节和胸肋关节。

1. 肋椎关节　为肋后端与胸椎之间构成的关节，包括肋头关节和肋横突关节（图 2-35）。

2. 胸肋关节　由第 2~7 肋软骨与胸骨相应的肋切迹构成，关节前、后有韧带加强，属微动关节。

胸廓近似圆锥形，上窄下宽，前后略扁，有上、下两口和前、后及外侧 4 个壁。胸廓上口较小，由胸骨柄上缘、第 1 肋和第 1 胸椎椎体围成，是胸腔与颈部的通道。胸廓下口

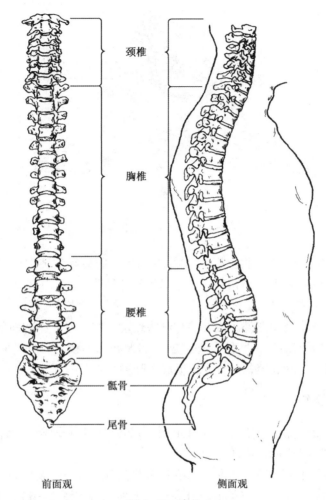

图 2-33 脊柱

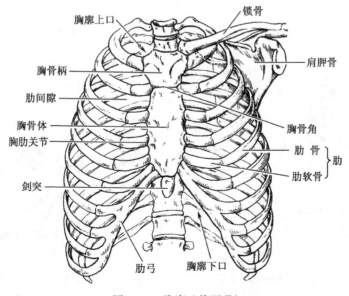

图 2-34 胸廓（前面观）

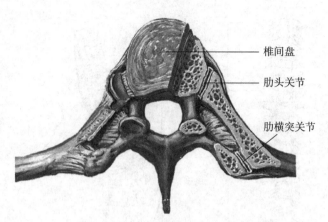

图 2-35　肋椎关节（上面观）

较大，由第 12 胸椎、第 12 对肋、第 11 对肋的前端、肋弓和剑突围成。两侧肋弓在前正中线构成向下开放的胸骨下角。相邻两肋之间的间隙称肋间隙。胸廓外形可因年龄、性别及健康状态等而有个体差异。

胸廓除有保护、支持功能外，主要参与呼吸运动。吸气时，肋的前部抬高，伴以胸骨上升，从而加大胸廓前后径；肋体向外扩展，加大胸廓的横径。呼气时，胸廓作相反运动，使胸腔容积减小。胸腔容积的改变，促成了肺的呼吸。

## 三、颅骨的连结

各颅骨之间多借缝相互连结，在颅底的个别部分具有软骨结合。舌骨借韧带连于茎突。只有下颌骨和颞骨之间构成颞下颌关节。

颞下颌关节简称下颌关节，由颞骨的下颌窝及关节结节与下颌骨的下颌头构成。关节囊松弛，关节腔内有关节盘，将关节腔分为上、下两部分（图 2-36）。颞下颌关节属于联合关节，必须两侧同时运动。下颌骨可作上提、下降、前进、后退及侧方运动。其中，下

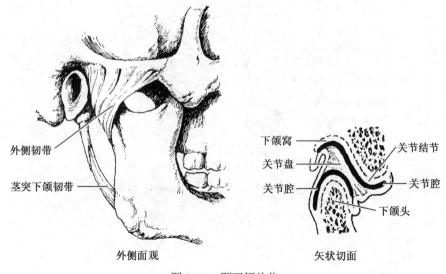

图 2-36　颞下颌关节

颌骨的上提和下降运动发生在下关节腔,前进和后退运动发生在上关节腔。侧方运动是一侧的下颌头对关节盘作旋转运动,而对侧的下颌头和关节盘一起对关节窝作前进运动。颞下颌关节的运动关系到咀嚼、语言和表情等功能,能作开口、闭口和研磨动作。个别人关节囊的前壁特别松弛,如张口过大,下颌头和关节盘向前滑到关节结节的前方,形成颞下颌关节前脱位,则口裂不能闭合。

### 四、四肢骨的连结

（一）上肢骨的连结

上肢骨的连结包括上肢带骨的连结和自由上肢骨的连结。

1. 胸锁关节　是上肢与躯干连结的唯一关节,由锁骨的胸骨端与胸骨柄的锁切迹及第1肋软骨的上面构成。关节囊坚韧,关节囊内有关节盘。通过胸锁关节,肩胛骨和锁骨可作前、后、上、下及环转运动,但幅度不大（图2-37）。

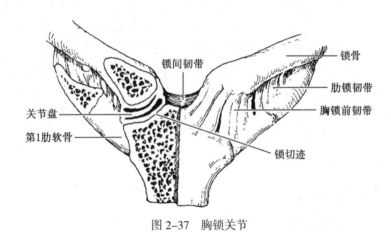

图2-37　胸锁关节

2. 肩锁关节　由锁骨的肩峰端与肩峰的关节面构成,属平面关节。关节囊的周围有韧带加强,关节的上方有肩锁韧带加强,在囊和锁骨的下方有强韧的喙锁韧带连于喙突,关节活动度小。

3. 喙肩韧带　连于肩胛骨的喙突与肩峰之间,它与喙突、肩峰共同构成喙肩弓,可防止肱骨头向上脱位（图2-38）。

4. 肩关节　由肱骨头与肩胛骨的关节盂构成,属球窝关节。由于肱骨头大而呈半球形,关节盂浅小,所以肩关节是全身运动最灵活的关节。关节盂周缘有盂唇,略增加关节盂的深度。关节囊薄而松弛,囊的上壁有韧带加强,后壁和前壁都有肌加强,以增加关节的稳固性（图2-38）。关节囊内有起自盂上结节的肱二头肌长头腱通过,腱的表面包绕滑膜,形成结节间滑液鞘,肱二头肌长头腱在结节间滑液鞘内穿过关节。关节囊周围的韧带少而弱,囊的上壁有喙肱韧带,连于喙突至肱骨大结节之间,与冈上肌腱一起并融入关节囊的纤维层。由于关节囊的下壁缺少韧带和肌的加强,最为薄弱,故肩关节以前下脱位为多见。肩关节可作三轴运动,在冠状轴上可作屈、伸运动,矢状轴上可作内收、外展运动,垂直轴上可作旋内、旋外运动,此外还可作环转运动。

5. 肘关节　由肱骨下端和尺、桡骨的上端构成,包括肱尺关节、肱桡关节和桡尺近

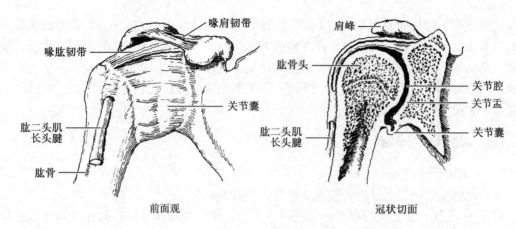

图 2-38 肩关节

侧关节（图 2-39）。肱尺关节由肱骨滑车和尺骨滑车切迹构成，肱桡关节由肱骨小头和桡骨头凹构成，桡尺近侧关节由桡骨环状关节面和尺骨桡切迹构成。三个关节包在一个关节囊内，关节囊前、后壁薄而松弛，两侧有副韧带加强。肘关节的韧带除了尺侧副韧带和桡侧副韧带外，还有桡骨环状韧带，它环绕桡骨头，两端附着于尺骨桡切迹的前、后缘，参加桡尺近侧关节的组成。幼儿的桡骨头尚未发育完全，环状韧带松弛，因此，在肘关节伸直位猛拉前臂，常可发生桡骨头半脱位。肘关节的运动以肱尺关节为主，主要在冠状轴上作屈、伸运动，其桡尺近侧关节可作前臂的旋前、旋后运动。

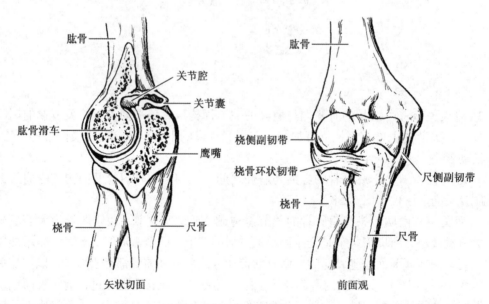

图 2-39 肘关节

6. 前臂骨的连结　前臂的桡骨和尺骨借桡尺近侧关节、桡尺远侧关节和前臂骨间膜相连。前臂骨间膜是坚韧的纤维结缔组织膜，连于桡骨和尺骨之间。当前臂处于旋前位或旋后位时，骨间膜最松弛；而前臂处于半旋前位时，骨间膜最紧张。处理前臂骨折时，应固定前臂于半旋前位，可防止骨间膜挛缩，避免影响愈合后的旋转功能。桡尺远侧关节由尺骨头环状关节面与桡骨的尺切迹和三角形的关节盘共同构成,它和桡尺近侧关节是联合关节,使前臂可以旋转。在前臂,桡骨对尺骨的旋转运动,是围绕桡骨头中心到尺骨茎突的轴线旋转,将手背转向前方的运动称旋前,将手掌恢复到向前而手背转向后方的运动称旋后。

7. 手关节 主要包括桡腕关节、腕掌关节、掌骨间关节、掌指关节和指骨间关节(图2-40)。桡腕关节又称腕关节,由桡骨的腕关节面和尺骨头下方的关节盘构成关节窝,手舟骨、月骨和三角骨三者构成关节头,关节囊松弛,关节腔宽广,囊外有韧带加强。腕关节可沿冠状轴作屈伸,沿矢状轴作收、展,还可作环转运动。腕掌关节由远侧列腕骨与5个掌骨底构成,其中拇指腕掌关节由大多角骨与第1掌骨底构成,为灵长目所特有,可以做屈、伸、收、展及对掌运动。掌骨间关节是由第2~5掌骨底之间相互构成的关节,属平面关节,关节腔与腕掌关节腔相通,只能作轻微的滑动。掌指关节由掌骨头与近节指骨底构成,共5个;其前、后有韧带加强,掌侧韧带较坚韧,并含有纤维软骨板。囊的两侧有侧副韧带,从掌骨头两侧延向下附于指骨底两侧,此韧带屈指时紧张,伸指时松弛。指骨间关节由各指相邻的两节指骨的底与滑车构成,有9个,属典型的滑车关节。

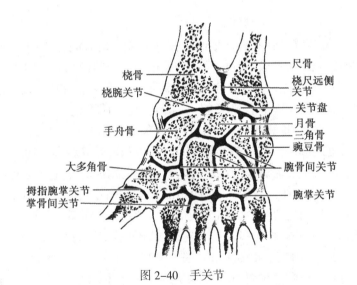

图2-40 手关节

(二)下肢骨的连结

下肢骨的连结包括下肢带骨的连结和自由下肢骨的连结。

1. 骶髂关节 由骶、髂两骨的耳状面构成。关节面凹凸不平,结合紧密。关节囊紧张,前后均有韧带加强,分别为骶髂前、后韧带,后上方的骶髂骨间韧带连于骶骨粗隆和髂骨粗隆之间。骶髂关节结构牢固,活动度极小,适应下肢支持体重的功能。

2. 骶结节韧带和骶棘韧带 位于骨盆后方,起自骶、尾骨外侧缘,前者较长,呈扇形,集中止于坐骨结节;后者在骶结节韧带前方,止于坐骨棘。两条韧带与坐骨大、小切迹分别围成坐骨大孔和坐骨小孔。

此外还有髂腰韧带,由第5腰椎横突横行放散至髂嵴的后上部,坚韧肥厚,有防止腰椎向下脱位的作用(图2-41)。

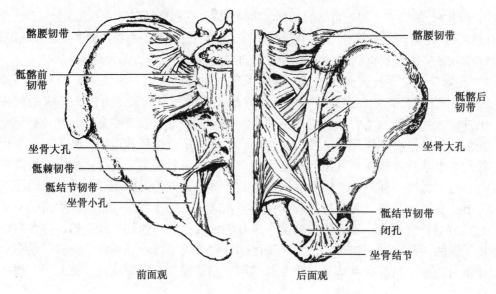

图 2-41　骨盆的韧带

3. **耻骨联合**　由两侧耻骨联合面借纤维软骨构成的耻骨间盘连接而成。耻骨间盘往往出现一矢状位的裂隙，女性较男性的厚，裂隙也较大，孕妇和经产妇尤为明显。在耻骨联合的上、下方分别有连接两侧耻骨的耻骨上韧带和耻骨弓状韧带。耻骨联合活动甚微，但在分娩过程中，耻骨间盘中的裂隙增宽，以增大骨盆的径线。

4. **骨盆**　由左、右髋骨和骶骨、尾骨及其间的骨连结构成，具有保护盆腔器官和传递重力的作用。骨盆之间的连结包括骶髂关节、韧带和耻骨联合等结构。骨盆由骶骨的岬向两侧经弓状线、耻骨梳、耻骨结节至耻骨联合上缘所构成的界线分为上方的大骨盆（假骨盆）和下方的小骨盆（真骨盆）。一般所称的骨盆是指小骨盆，小骨盆有上、下两口，上口即骨盆界线，下口由尾骨尖、骶结节韧带、坐骨结节、坐骨支、耻骨下支和耻骨联合下缘围成，呈菱形。两侧坐骨支和耻骨下支连成耻骨弓，耻骨弓向下开放的角称耻骨下角，男性为 70°~75°，女性为 90°~100°（图 2-42）。骨盆上、下两口之间的空腔称骨盆腔，即小骨盆的内腔。骨盆的位置可因人体姿势的不同而变化，人体直立时，骨盆向前倾斜，骨盆上口的平面与水平面构成 50°~55° 的角（女性约为 60°），称为骨盆倾斜度。骨盆的形态有明显的性别差异，女性骨盆短而宽，上口近似圆形，下口和耻骨下角较大。

5. **髋关节**　由髋臼和股骨头构成，髋臼周缘有纤维软骨构成的髋臼唇，以增加髋臼的深度。股骨头的关节面几乎全部纳入髋臼内，与髋臼的关节面接触。因此，髋关节比肩关节稳固，但运动幅度远不及肩关节。关节囊坚韧而紧张，前方有髂股韧带加强，限制髋关节过伸，以维持人体直立姿势。髋关节前下方有耻股韧带，可限制大腿的外展与旋外。关节囊后方有坐股韧带，可限制大腿旋内（图 2-43）。股骨颈前面全部在关节囊内，但股骨颈后面的外侧 1/3 部分在囊外，故股骨颈骨折可分为囊内和囊外骨折两类。关节囊后下壁较薄弱，所以股骨头容易向后下方脱位。关节囊深层有轮匝带环绕股骨颈，可约束股骨头向外脱出。关节囊内有股骨头韧带，从髋臼连于股骨头，内含营养股骨头的血管（图 2-44）。

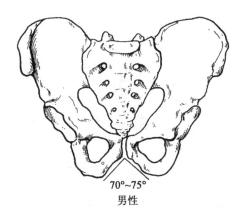
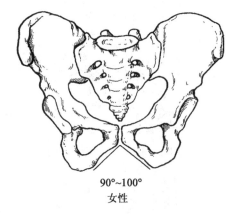

70°~75° 男性    90°~100° 女性

图 2-42 骨盆

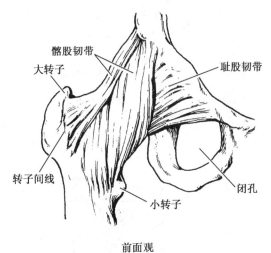
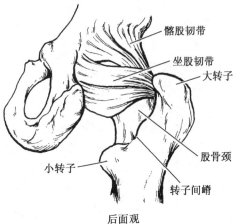

前面观    后面观

图 2-43 髋关节

6. 膝关节 由股骨下端、胫骨上端和髌骨构成，是人体最大、最复杂的关节。关节囊宽阔而松弛，前壁有股四头肌腱、髌骨和髌韧带，囊的内侧和外侧分别有胫侧副韧带和腓侧副韧带加强。起自胫骨内侧髁，斜向外上方，止于股骨外侧髁的腘斜韧带可防止膝关节过度前伸。此外，在关节囊内还有膝交叉韧带，包括附着于股骨外侧髁内侧的前交叉韧带和附着于股骨内侧髁外侧的后交叉韧带（图 2-45），使股骨与胫骨牢固连接，可分别防止胫骨向前、后过度移位。在股骨内、外侧髁与胫骨内、外侧髁之间，垫有两块由纤维软骨构成的半月板，分别称内侧半月板和外侧半月板（图 2-46）。半月板上面凹陷，下面平坦，能加深胫骨髁关节面的深度，使之与股骨关节面相适应。内侧半月板较大，呈"C"形；外侧半月板较小，

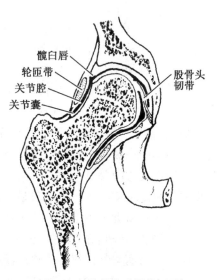

图 2-44 髋关节（冠状切面）

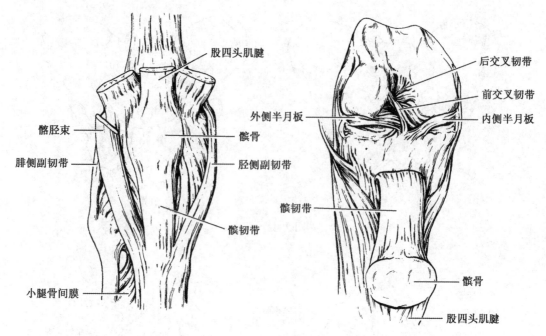

图 2-45 膝关节

近似"O"形。膝关节主要作屈、伸运动,当膝关节半屈位时,小腿可作轻度的旋内、旋外运动。

7. 胫、腓骨的连结 小腿胫、腓骨之间借胫腓关节、小腿骨间膜和胫腓韧带相互连结。小腿上端的胫腓关节活动度甚小,下端的胫腓韧带连结牢固,可限制腓骨的移位。

8. 足关节 主要包括距小腿关节、跗骨间关节、跗跖关节、跖骨间关节、跖趾关节和趾骨间关节(图 2-47)。

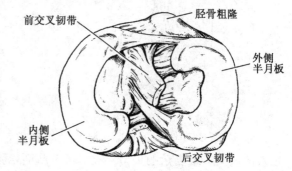

图 2-46 右膝关节半月板(上面观)

(1)距小腿关节:又称踝关节,由胫骨和腓骨的下端与距骨构成,关节囊前、后壁松弛,内侧韧带又称三角韧带,外侧有3条独立的韧带加强(图 2-48)。内侧韧带较强厚,外侧韧带较薄弱,足过度内翻容易引起外侧韧带的扭伤。踝关节可作屈(跖屈)、伸(背屈)运动。在极度跖屈时,踝关节不够稳定,易致踝关节扭伤。

(2)跗骨间关节:是跗骨诸骨之间的关节,以距跟关节、距跟舟关节和跟骰关节较为重要。距跟关节和距跟舟关节是联合关节,在运动时,跟骨和足舟骨连同其余的足骨对距骨作足内翻或足外翻运动。足的内侧缘提起,足底转向内侧称为足内翻;足的外侧缘提起,足底转向外侧称为足外翻。足内、外翻常与踝关节协同运动。跟骰关节和距跟舟关节共同构成跗横关节,其关节腔呈横置的"S"形,临床上可在此做截肢术。

此外,还有由3块楔骨和骰骨的前端与5块跖骨底构成的跗跖关节,可作轻微滑动和

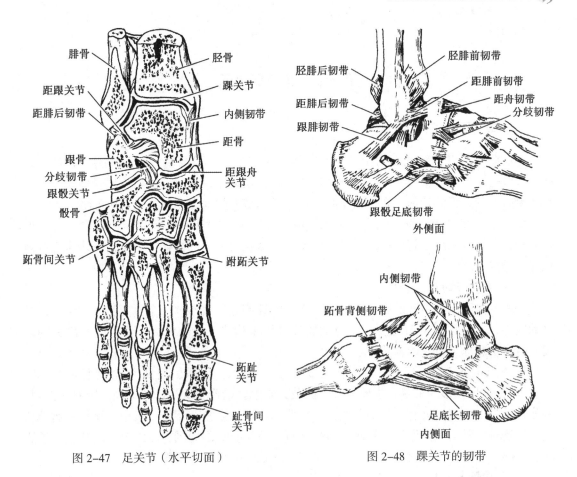

图 2-47 足关节（水平切面）　　　　图 2-48 踝关节的韧带

屈、伸运动；由第 2～5 跖骨底相邻构成的跖骨间关节，活动甚微；由跖骨头与近节趾骨底构成的跖趾关节，可作轻微的屈、伸和收、展运动；由各趾相邻两节趾骨的底与滑车构成的趾骨间关节，可作屈、伸运动。

9. 足弓　跗骨和跖骨借骨连结形成向上凸的弓状结构，称为足弓（图 2-49），可分为前后方向的内、外纵弓和内外方向的一个横弓。足弓增加了足的弹性，使足成为具有弹性的"三脚架"。在行走和跳跃时，足弓发挥弹性和缓冲振荡的作用，保护体内器官，特别是使大脑免受振荡，还可保护足底的血管和神经免受压迫。此外，在直立时足弓可保证支

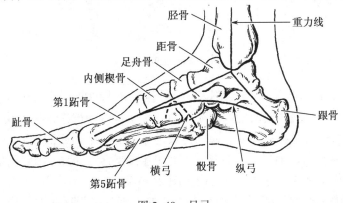

图 2-49 足弓

撑的稳固性。

## 第三节 骨 骼 肌

### 一、概述

骨骼肌是运动系统的动力部分，在神经系统支配下，骨骼肌收缩，牵引骨骼产生运动。人体的肌可分为平滑肌、心肌和骨骼肌3种，运动系统中所述的肌均属骨骼肌。心肌和平滑肌不受意识的管理，属不随意肌；骨骼肌则受人的意志控制，又称随意肌。

骨骼肌分布极为广泛，约占体重的40%，数目有600多块。每块肌都具有一定的形态结构，有血管和淋巴管分布，接受神经支配，可执行一定的功能，因此，每块肌都可被视为一个器官。

（一）骨骼肌的形态和构造

每块骨骼肌包括中间的肌性部分和两端的腱性部分。肌性部分主要由肌纤维组成，是肌的收缩部分。腱性部分主要由平行的胶原纤维束构成，无收缩力，位于肌性部分的两端。肌借腱性部分附着于骨骼。

骨骼肌的形态各异，按其外形大致可分为长肌、短肌、扁肌和轮匝肌4种（图2-50）。长肌呈梭形或带状，主要分布于四肢，收缩时能产生大幅度的运动。短肌小而短，多分布于躯干深层，具有明显的节段性。扁肌扁而薄，多分布于胸、腹壁，除具有运动功能外，还对内脏起保护作用。轮匝肌多呈环行，位于孔裂的周围，收缩时关闭孔裂。长肌的肌性部分通常称为肌腹，腱性部分称肌腱。扁肌的腱性部分则称腱膜。

（二）骨骼肌的起止、配布和作用

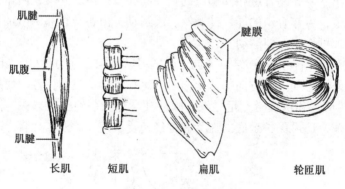

图2-50 肌的形态

1. **骨骼肌的起止** 骨骼肌一般都以两端附着于邻近的两块或两块以上的骨面，跨过一个或多个关节，肌收缩时使两骨彼此靠近而产生运动。一般来说，两块骨中必定有一块骨相对固定，而另一块骨相对移动。通常把接近身体的正中面或四肢近侧骨面上的附着点看做是肌的起点或定点，把另一端看做是肌的止点或动点。但由于运动情况复杂而多样，肌的起点、止点是相对的，有时可以互换（图2-51）。

2. **骨骼肌的配布** 骨骼肌大多配布在关节的周围，其规律是在一个运动轴的相对侧有两个作用相反的肌或肌群，这两个对抗的肌或肌群称为拮抗肌，如肘关节前方的屈肌群和后方的伸肌群。在运动轴的同一侧，作用相同的肌称协同肌，如肘关节前方诸肌。两群作用相反的肌在神经系统的支配下，收缩、舒张是共济协调的，从而保证运动的方向、力量和范围的精确性。

3. 骨骼肌的作用　骨骼肌有两种作用，一种是动力作用，收缩时产生动作，如屈伸、收展、旋转和环转运动等，使身体完成各种随意运动。另一种是静力作用，使肌产生一定的张力，称肌张力或肌紧张，使身体维持一定的姿势，如站立、坐等。

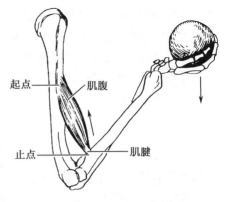

图 2-51　肌的起点和止点

（三）骨骼肌的辅助结构

骨骼肌的辅助结构包括筋膜、滑膜囊和腱鞘等，这些结构是在肌活动的影响下，由肌周围结缔组织转化而来的，具有保护和减少运动时的摩擦等功能。

1. 筋膜　分浅筋膜和深筋膜 2 种。浅筋膜又称皮下筋膜，由疏松结缔组织构成，位于皮下，包被全身各部，其内含有脂肪，具有保护深层结构和维持体温等作用。深筋膜又称固有筋膜，由致密结缔组织构成，位于浅筋膜深部，覆盖于全身肌的表面并包裹肌或肌群，有的包裹血管和神经形成血管神经鞘。在某些部位，深筋膜深入肌群之间并附着于骨，构成肌间隔，再与包绕肌群的深筋膜共同构成筋膜鞘。有些部位的深筋膜增厚形成韧带及支持带，对肌腱有支持和约束作用（图 2-52）。

2. 滑膜囊　通常为封闭的结缔组织小囊，内含滑液，多位于骨面与肌腱之间，以减

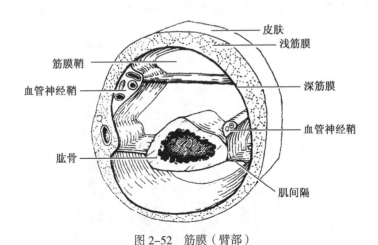

图 2-52　筋膜（臂部）

少两者之间的摩擦。滑膜囊也是关节的辅助结构之一，有的可与关节腔相通。滑膜囊炎症可影响肢体局部的运动。

3. 腱鞘　是包裹在长肌肌腱周围的结缔组织鞘管，存在于活动量较大的部位，如腕、踝、手指和足趾等处，它使肌腱位置相对固定，并减少肌腱与骨面的摩擦。腱鞘可分为纤维层和滑膜层两部分。纤维层位于外层，由致密结缔组织构成，并与周围的韧带和骨膜相延

续,又称腱纤维鞘。内层为滑膜层,又称腱滑膜鞘,此鞘又分为衬贴于腱纤维鞘内面的壁层和紧包肌腱的脏层。壁、脏两层滑膜在骨面与肌腱之间互相移行,构成腱系膜,其内有血管、神经通过,两层滑膜之间形成一个密闭的潜在性间隙,内含少量滑液。若手指等处不恰当地作长期、过度的活动,可导致腱鞘损伤,产生疼痛并影响活动,称为腱鞘炎(图2-53)。

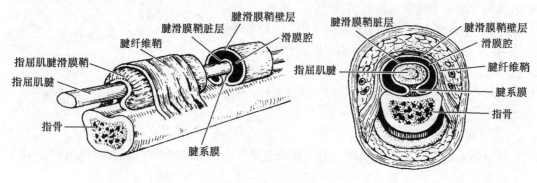

图 2-53　手指腱鞘

## 二、头肌

头肌分为面肌和咀嚼肌2部分。

1. 面肌　位于面部皮下,眼、口、鼻的周围,起自颅骨,止于皮肤。面肌收缩时牵动皮肤形成皱纹及小窝,并使面部的孔、裂闭合或开大,从而显示喜、怒、哀、乐等各种表情,故面肌也称表情肌。面肌可分为环行肌和辐射肌两种,主要有颅顶的枕额肌,眼裂周围的眼轮匝肌,口裂周围的口轮匝肌,此外还包括颊肌等(图2-54)。其中口周围的肌

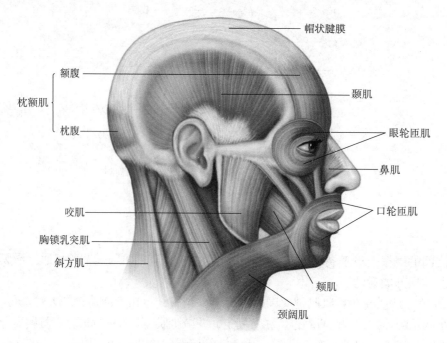

图 2-54　头肌

在表情、语言、咀嚼、吸吮和吹奏等活动中起重要作用。

2. 咀嚼肌 包括颞肌、咬肌、翼内肌和翼外肌（图2-54，图2-55），均配布于颞下颌关节的周围，参与咀嚼运动。其中颞肌位于颞窝内，咬肌位于下颌支的外面。咬肌、颞肌和翼内肌均能上提下颌骨，帮助闭口或咬合；而翼外肌的主要功能是拉下颌头向前到关节结节下方，帮助张口。

### 三、颈肌

图 2-55 翼内肌和翼外肌

颈肌可分为浅、深2群。

1. 颈浅肌群 主要有胸锁乳突肌和舌骨上、下肌群（图2-56，图2-57）。

（1）胸锁乳突肌：位于颈部两侧，是颈部最显著的肌性标志。一侧收缩可使头向同侧倾斜，而颜面转向对侧；两侧同时收缩可使头后仰。

（2）舌骨上、下肌群：舌骨上肌群位于舌骨与下颌骨之间，每侧有4块肌，包括二腹肌、下颌舌骨肌、茎突舌骨肌和颏舌骨肌；舌骨下肌群位于颈前部，舌骨与胸骨之间，居喉、气管、甲状腺的前方，每侧有4块肌，包括胸骨舌骨肌、肩胛舌骨肌、胸骨甲状肌和甲状舌骨肌。舌骨上、下肌群有固定舌骨和喉的作用，并使之上、下移动，配合吞咽和发音。

2. 颈深肌群 主要有前、中、后斜角肌，位于脊柱颈段两侧与第1、2肋之间，能上提第1、2肋，协助深吸气，并可使颈向同侧屈。其中前、中斜角肌与第1肋之间形成的

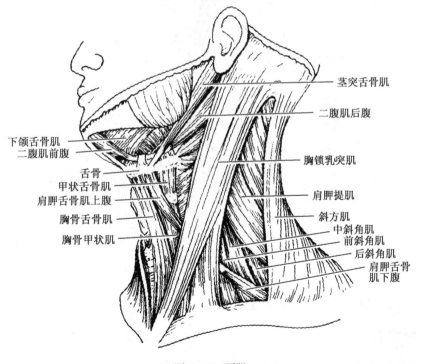

图 2-56 颈肌

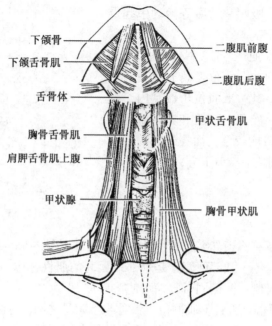

图 2-57 舌骨上、下肌群

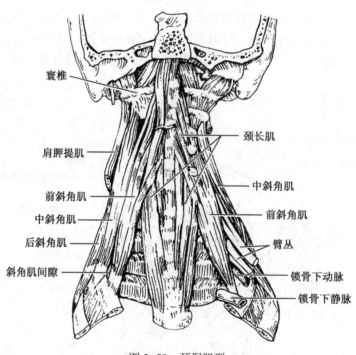

图 2-58 颈深肌群

间隙，称斜角肌间隙，有臂丛和锁骨下动脉通过（图 2-58）。

## 四、躯干肌

躯干肌可分为背肌、胸肌、膈肌、腹肌和会阴肌（包括盆肌）。

（一）背肌

背肌分浅、深2群（图2-59）

1. **背浅肌群** 主要有斜方肌和背阔肌。斜方肌位于项部和背上部，为三角形的扁肌，左右两侧合成斜方形，故称斜方肌。主要作用是运动肩胛骨，使肩胛骨向脊柱靠拢或上提、下降。如果肩胛骨固定，可运动颈部和头部，作用与胸锁乳突肌相同。斜方肌瘫痪时，产生"塌肩"。背阔肌位于背下部，为人体最大的扁肌，呈三角形，其作用为使臂后伸、内收和旋内，若上肢固定可引体向上。

2. **背深肌群** 主要是竖脊肌（骶棘肌），为背肌中最长、最大的肌，纵列于躯干背面、脊柱棘突两侧的沟内，下端粗大，自骶骨背面向上，经过腰部、背部，上行至项部。竖脊肌分出三群肌束，沿途止于椎骨和肋骨，向上达颞骨乳突。此肌的作用是使脊柱后伸和仰头，一侧收缩使脊柱侧屈。

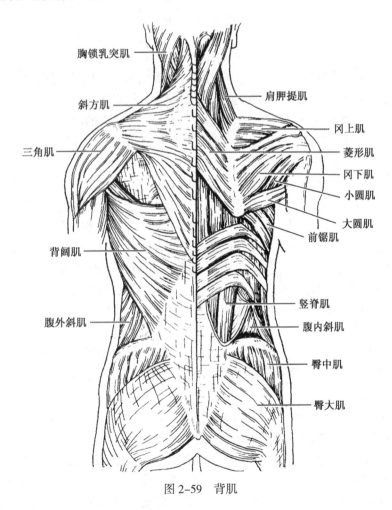

图2-59 背肌

（二）胸肌

胸肌分为胸上肢肌和胸固有肌2群（图2-60）。

1. **胸上肢肌** 是起自胸廓外面，止于上肢骨的肌群。它们一方面能运动上肢，另一方面可运动胸廓、协助吸气，包括胸大肌、胸小肌和前锯肌。胸大肌位于胸前壁，呈三角

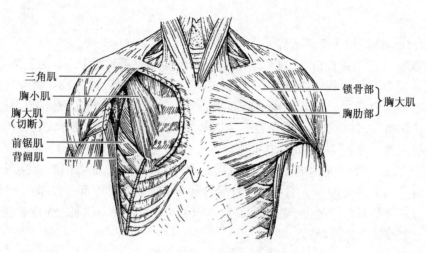

图 2-60　胸肌

形，宽而厚。其作用是使臂内收、旋内和前屈，臂上举固定时可上提躯干。胸小肌位于胸大肌深面，作用为拉肩胛骨向前下方。前锯肌为宽大的扁肌，位于胸廓侧壁，主要作用是拉肩胛骨向前并紧贴胸廓。前锯肌瘫痪时，可出现"翼状肩"。

2. 胸固有肌　参与构成胸壁，主要为位于11对肋间隙内的肋间外肌和肋间内肌。肋间外肌位于浅层，可提肋助吸气；肋间内肌位于深层，可降肋助呼气。

（三）膈肌

膈肌是向上膨隆的扁肌，封闭胸廓下口，分隔胸腔和腹腔。膈的周围部为肌性部分，起自胸廓下口的周缘和腰椎，止于膈中央的中心腱。膈有3个裂孔：在第12胸椎前方有主动脉裂孔，有主动脉和胸导管通过；主动脉裂孔的左前方，约平第10胸椎高度有食管裂孔，有食管和迷走神经通过；在食管裂孔的右前方，约平第8胸椎高度，有位居中心腱内的腔静脉孔，其内通过下腔静脉。膈肌是主要的呼吸肌，收缩时膈顶下降，胸腔容积扩大，助吸气；松弛时，膈顶上升，胸腔容积缩小，助呼气。膈肌与腹肌同时收缩，则能增加腹压，协助排便、呕吐和分娩等活动（图2-61）。

（四）腹肌

腹肌位于胸廓下缘与骨盆上缘之间，可分为前外侧群和后群。前外侧群构成腹前壁和侧壁，包括腹直肌、腹外斜肌、腹内斜肌和腹横肌。后群位于腹后壁，主要为腰方肌（图2-62，图2-63）

1. 腹直肌　呈带状，位于腹前壁正中线两侧的腹直肌鞘内，上宽下窄，全长被3~4个横向的腱划分隔成多个肌腹，腱划由结缔组织构成。

2. 腹外斜肌　位于腹前外侧壁的浅层。肌束由外侧上方斜向前下，接近腹直肌外侧缘处移行为腹外斜肌腱膜，腱膜经腹直肌前方，参与腹直肌鞘的构成，并达正中线与对侧的腱膜交织成白线。腹外斜肌腱膜下缘增厚，张于髂前上棘与耻骨结节之间，形成腹股沟韧带。在耻骨结节的外上方，腱膜形成近乎三角形的裂孔，为腹股沟管浅（皮下）环。

3. 腹内斜肌　位于腹外斜肌的深面。肌束由外下方斜向内上方，接近腹直肌外侧缘处，移行为腹内斜肌腱膜，继而腱膜分前、后两层，向内侧分别经腹直肌的前面和后面参与腹直肌鞘的构成，止于白线。

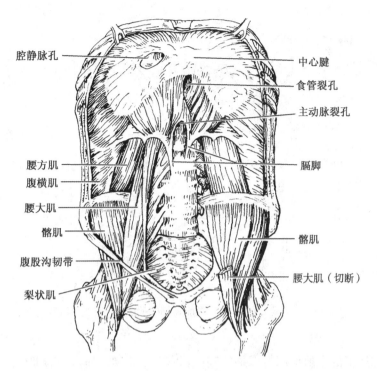

图 2-61 膈和腹后壁肌

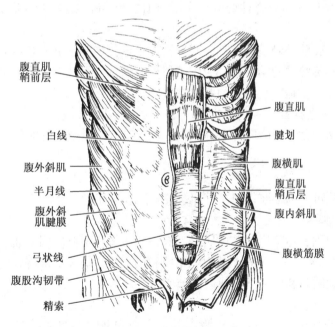

图 2-62 腹前外侧壁肌

4. 腹横肌  位于腹内斜肌的深面，肌束由外侧横行向内侧，近腹直肌外侧缘处移行为腹横肌腱膜，再向内侧经腹直肌后面参与腹直肌鞘的构成，止于白线。腹横肌腱膜下缘与腹内斜肌腱膜下缘结合，呈弓形止于耻骨梳的内侧端，称腹股沟镰或联合腱。腹横肌和腹内斜肌下缘各分出少量肌束，向下包绕精索和睾丸，称为提睾肌（图 2-63）。

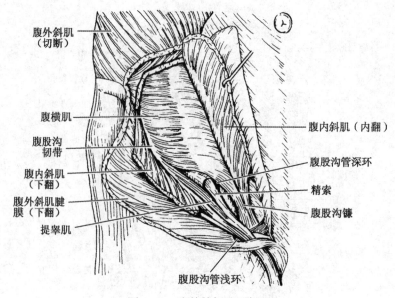

图 2-63 腹前外侧壁下部肌

腹前外侧肌群的主要作用是保护腹腔内器官和维持腹内压。当腹肌收缩时，可增加腹内压，协助排便、分娩、呕吐和咳嗽等，还可降肋助呼气。

5. 腰方肌　位于腹后壁脊柱两侧，作用为固定和下降第12肋协助吸气，并使脊柱侧屈（图2-61）。

腹股沟管位于腹前外侧壁的下部，腹股沟韧带内侧半的上方，长约4.5 cm。它是斜行于腹肌肌性部分和腱膜之间的潜在性裂隙，男性有精索、女性有子宫圆韧带通过。腹股沟管为腹壁的薄弱部分，是腹股沟疝的好发部位。

（五）会阴肌（包括盆肌）

会阴肌是封闭骨盆下口诸肌的总称，在第三章第五节生殖系统中叙述。

## 五、上肢肌

上肢肌按部位可分为上肢带肌、臂肌、前臂肌和手肌。

（一）上肢带肌

上肢带肌是包围和运动肩关节的肌群，有三角肌、冈上肌、冈下肌、小圆肌、大圆肌和肩胛下肌（图2-64，图2-65）。其中三角肌和冈上肌使肩关节外展，冈下肌和小圆肌使肩关节旋外，而大圆肌和肩胛下肌使肩关节旋内。

（二）臂肌

臂肌位于肱骨周围，分前、后2群，前群主要有肱二头肌和肱肌，后群是肱三头肌（图2-64、2-65）。

1. 肱二头肌　位于臂的前面，呈梭形，有长、短两头，长头起自关节盂的上方，肌腱通过肩关节囊，经肱骨前方下行，短头起自肩胛骨喙突，两头合成肌腹，向下移行为肌腱，经肘关节前方止于桡骨上端，主要作用为屈肘关节并使前臂旋后。此外，还能协助屈肩关节。

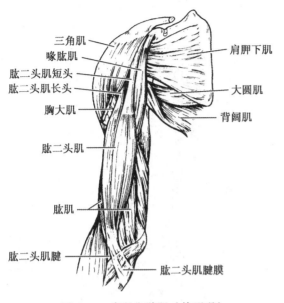

图 2-64 肩肌和臂肌（前面观）

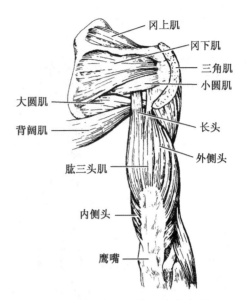

图 2-65 肩肌和臂肌（后面观）

2. 肱肌　位于肱二头肌深面，起于肱骨体下部的前面，止于尺骨冠突下方骨面，收缩时能屈肘关节。

3. 肱三头肌　位于臂的后面，起端有 3 个头，长头起自关节盂下方，外侧头和内侧头分别起自肱骨后面桡神经沟外上方和内下方的骨面，三头合成肌腹，以坚韧的肌腱止于尺骨鹰嘴。主要作用是伸肘关节。

（三）前臂肌

前臂肌位于桡、尺骨周围，分为前群和后群。前臂肌大多数是长肌，肌腹位于近侧，细长的肌腱位于远侧。故前臂的上半部膨隆，下半部逐渐变细。

1. 前群　位于前臂的前面及尺侧，共 9 块，分 4 层排列（图 2-66，图 2-67）。除肱桡肌起自肱骨外上髁外，其余各肌多起自肱骨内上髁或尺、桡骨前面。第 1 层有 5 块，自桡侧向尺侧依次为肱桡肌、旋前圆肌、桡侧腕屈肌、掌长肌和尺侧腕屈肌。第 2 层为指浅屈肌。第 3 层有拇长屈肌和指深屈肌。第 4 层为旋前方肌。前群肌的主要作用为屈腕、屈指及使前臂旋前。

2. 后群　位于前臂的后面，共 10 块，分为浅、深两层，每层各为 5 块（图 2-68）。多数起自肱骨外上髁和尺、桡骨后面。主要作用是伸腕、伸指和使前臂旋后。浅层自桡侧向尺侧依次

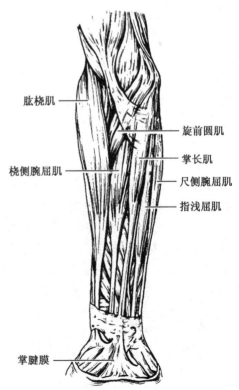

图 2-66 前臂肌前群（浅层）

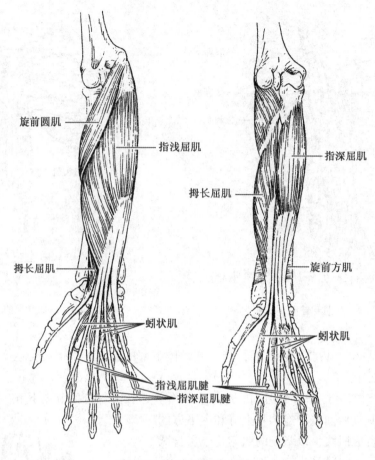

图 2-67　前臂肌前群（深层）

为桡侧腕长伸肌、桡侧腕短伸肌、指伸肌、小指伸肌和尺侧腕伸肌，深层从上外向下内依次是旋后肌、拇长展肌、拇短伸肌、拇长伸肌和示指伸肌。

（四）手肌

手肌均位于手的掌面，短小而数目众多，可分为外侧群（鱼际）、内侧群（小鱼际）和中间群（蚓状肌和骨间肌）（图 2-69）。外侧群有 4 块肌，即拇短展肌、拇短屈肌、拇对掌肌和拇收肌。内侧群有 3 块肌，即小指展肌、小指短屈肌和小指对掌肌。中间群位于掌心，其中 4 块蚓状肌配布在指深屈肌腱的桡侧，7 块骨间肌居掌骨间隙内。手关节的运动主要依靠来自前臂长肌的收缩，而手的精细技巧性动作主要由手肌来完成。外侧群作用于拇指，内侧群作用于小指，而中间群主要作用为屈掌指关节，同时伸指间关节。

## 六、下肢肌

下肢肌按部位可分为髋肌、大腿肌、小腿肌和足肌。

（一）髋肌

髋肌是包绕和运动髋关节的肌群，起自骨盆的内面和外面，止于股骨。以其与髋关节

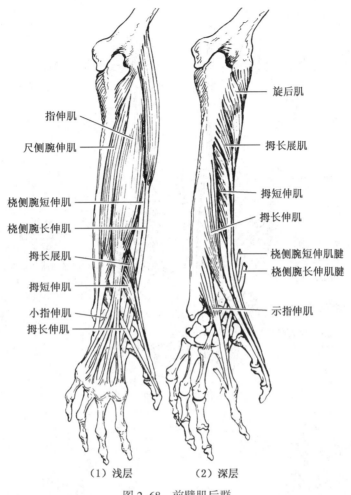

图 2-68　前臂肌后群

的位置关系，分为前群和后群。

1. 前群　主要是髂腰肌，为强有力的屈大腿肌，由腰大肌和髂肌合成（图 2-70）。腰大肌略呈圆柱形，位于腰椎椎体两侧；髂肌起自髂窝，两肌合并后经腹股沟韧带深面入股部，止于股骨小转子。

2. 后群　位于臀部，又称臀肌，包括臀大、中、小肌和经过髋关节囊后面的其他小肌（图 2-71，图 2-72）。臀大肌是宽厚的斜方形肌，位于臀部浅层。起自髂骨翼外面和骶骨背面，肌束粗大、斜向外下，止于股骨的臀肌粗隆。作用是使大腿后伸和旋外。下肢固定时，能伸直躯干，对维持直立姿势起重要作用。臀大肌外上部为肌内注射的常用部位。臀中肌和臀小肌位于臀大肌深面，主要作用是使髋关节外展。另外，起自骨盆内面、骶骨前面的梨状肌经坐骨大孔出盆腔到达臀部，止于股骨大转子。

（二）大腿肌

大腿肌位于股骨周围，分为前群、内侧群和后群。

1. 前群　有缝匠肌和股四头肌（图 2-70）。缝匠肌呈扁带状，是人体最长的肌，收缩时既能屈髋关节又能屈膝关节。股四头肌位于大腿前面，是人体体积最大的肌。起端有四

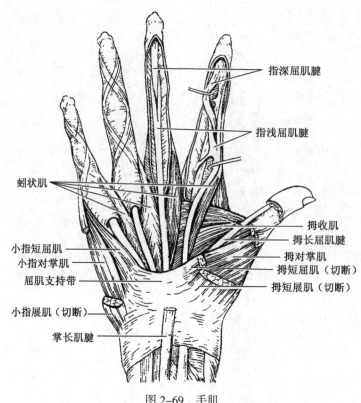

图 2-69 手肌

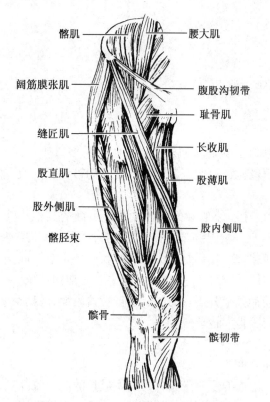

图 2-70 髋肌、大腿肌前群及内侧群

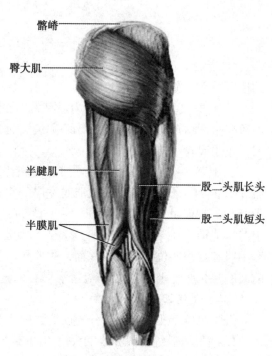

图 2-71 髋肌和大腿肌后群（浅层）

个头，分别称为股直肌、股外侧肌、股内侧肌和股中间肌。四个头向下形成一个腱，从三面包绕髌骨，并向下延续为髌韧带，止于胫骨下端的骨面。作用主要是伸膝关节，股直肌还可屈髋关节。

2. 内侧群　共有5块，位于大腿的内侧，排列成浅、深两层。浅层有耻骨肌、长收肌和股薄肌（图2-70），深层为短收肌和大收肌。作用主要是使髋关节内收，故又称内收肌群。

3. 后群　位于大腿后面，共有3块。外侧为股二头肌，内侧有半腱肌和半膜肌（图2-71）。主要作用是伸髋、屈膝。

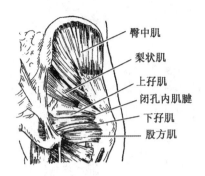

图2-72　髋肌后群（深层）

（三）小腿肌

小腿肌是位于胫、腓骨周围的肌群，分为前、外侧和后3群（图2-73，图2-74）。

1. 前群　包括胫骨前肌、踇长伸肌和趾长伸肌，可使足背屈（伸踝关节）、足内翻和伸踇趾。

2. 外侧群　为腓骨长肌和腓骨短肌，可使足跖屈（屈踝关节）和足外翻。

3. 后群　位于胫骨和腓骨后方，分为浅、深两层。浅层是小腿三头肌，它的两个头位于浅表，称腓肠肌，另一个头位置较深，称比目鱼肌，三个头会合后向下，以跟腱止于

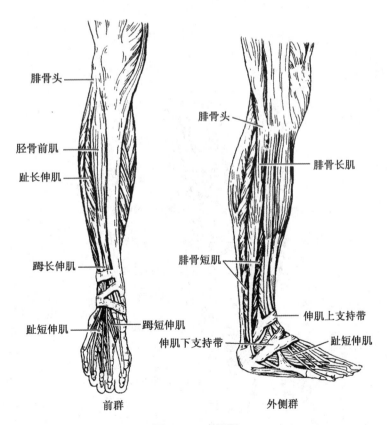

图2-73　小腿肌

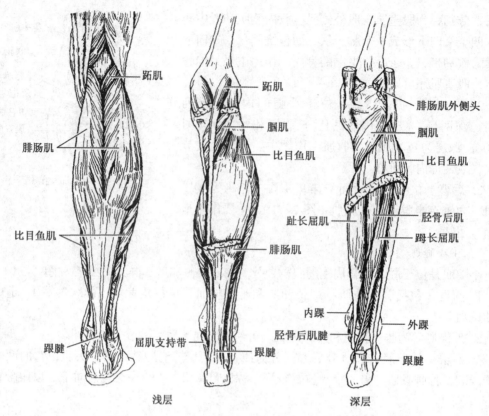

图 2-74 小腿肌后群

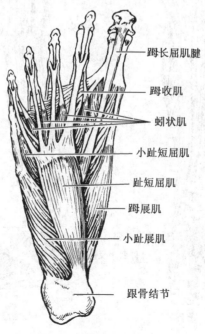

图 2-75 足肌（浅层）

跟骨。深层有 4 块，包括腘肌和趾长屈肌、胫骨后肌、姆长屈肌。后群的主要作用是使足跖屈、足内翻和屈趾。

（四）足肌

足肌分为足背肌和足底肌。足背肌较弱小，而足底肌的配布和作用与手肌相似，也分为内侧、外侧和中间 3 群（图 2-75）。

**数字课程学习**

教学视频　　教学 PPT　　自测题

# 第三章
# 内 脏 学

## 第一节 总 论

内脏包括消化、呼吸、泌尿和生殖4个系统。内脏的主要功能是进行新陈代谢和繁衍后代。与功能相适应,内脏各系统均借孔道与外界相通,经过孔道摄取水、食物和氧气,排出代谢产物和食物消化吸收后的残渣,并且提供产生新个体的通道。

根据形态和结构特点,内脏器官可分为中空性器官和实质性器官两类。中空性器官呈管状或囊状,内部具有特定空腔,腔壁结构一般分为3层或4层,如消化管。实质性器官的内部没有空腔,器官表面有结缔组织被膜,通常具有分叶结构,如肝、肺等;此外,这种器官的一侧(面)凹陷形成门,是血管、淋巴管、神经等结构出入的门户。

内脏器官为数众多,主要位于胸腔、腹腔和盆腔内。为了便于描述和准确记录临床检查结果,需要在胸部和腹部设立一些标志线,并将腹部分为若干区域(图3-1)。

在胸部有9条标志线:①前正中线:沿身体前面正中线所作的垂直线。②胸骨线:沿胸骨最宽处外侧缘所作的垂直线。③锁骨中线:经锁骨中点向下所作的垂直线。④胸骨旁线:经胸骨线与锁骨中线之间连线的中点所作的垂直线。⑤腋前线:沿腋前襞向下所作的垂直线。⑥腋后线:沿腋后襞向

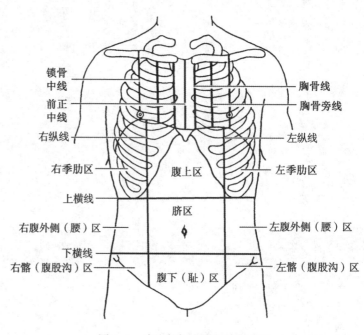

图3-1 胸腹部标志线和腹部分区

下所作的垂直线。⑦腋中线：沿腋前、后线之间连线的中点所作的垂直线。⑧肩胛线：经肩胛骨下角所作的垂直线。⑨后正中线：经身体后面正中线所作的垂直线。

在腹部有4条标志线，分别为：上横线，是通过两侧肋弓最低点所作的横线；下横线，是通过两侧髂结节所作的横线；左、右纵线，为通过腹股沟韧带中点所作的垂直线。其将腹部分为9个区：腹上区，左、右季肋区，脐区，左、右腹外侧（腰）区，腹下（耻）区，左、右髂（腹股沟）区。

## 第二节 消化系统

消化系统由消化管（道）和消化腺两部分组成。消化管分为口腔、咽、食管、胃、小肠和大肠。临床上，通常把从口腔到十二指肠段称为上消化道，把从空肠到肛门段称为下消化道。消化腺分大消化腺和小消化腺，大消化腺包括三大唾液腺、肝、胰（图3-2）。

消化系统的主要功能是摄取食物，消化、吸收营养物质，排出食物残渣。口腔和咽还参与呼吸、发音等活动。

### 一、消化管

（一）口腔

口腔是消化系统的起始部，前壁为上、下唇，两侧壁为颊，上壁为腭，下壁为口底。向前经口唇围成的口裂通外界，向后经咽峡与咽腔相通。口腔分口腔前庭和固有口腔，前者是上、下唇和颊与上、下牙弓和牙龈之间的狭窄腔隙。后者位于上、下牙弓和牙龈之后，其顶为腭，口底由黏膜、肌和皮肤组成。

1. 口唇和颊　上、下唇间的裂隙称口裂，其左右结合处称口角。上唇两侧以弧形的鼻唇沟与颊部分界。上唇外面正中线处有一浅沟，称人中，是人类特有的结构。颊位于口腔两侧，在上颌第二磨牙牙冠相对的颊黏膜处，有腮腺导管的开口。

2. 腭　是口腔的顶，分隔口腔和鼻腔。腭分硬腭和软腭两部分，前2/3为硬腭，由骨腭覆以黏膜构成；后1/3为软腭，由横纹肌覆以黏膜形成，其后部向后下倾斜，称腭帆。腭帆后缘游离，其中部垂向下的突起称腭垂或悬雍垂。在腭垂两侧各有一对黏膜皱襞，前方为

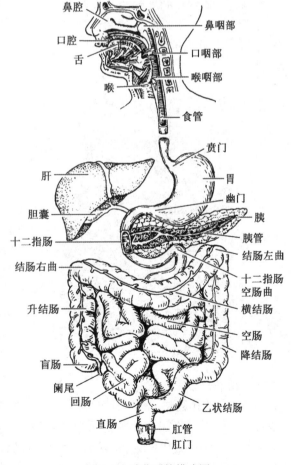

图3-2　消化系统模式图

一对腭舌弓，后方为一对腭咽弓。腭舌弓与腭咽弓之间的凹陷区称扁桃体窝，窝内容纳腭扁桃体。腭垂、腭帆游离缘、左右腭舌弓和舌根共同围成咽峡，是口腔与咽之间的分界（图3-3）。

3. 牙　是人体内最坚硬的器官，嵌于上、下颌骨的牙槽内，有咬切、研磨食物和辅助发音的功能。

（1）牙的形态和构造：每一个牙在外形上可分牙冠、牙颈和牙根三部分。暴露于口腔内的部分称牙冠，嵌于牙槽内的部分称牙根，牙冠和牙根交界处称牙颈。牙冠与牙颈内的腔隙宽阔，称牙冠腔。牙根内的细管称牙根管，开口于牙根末端的根尖孔。牙的神经、血管等经根尖孔、牙根管进入牙冠腔。牙根管和牙冠腔合称髓腔，腔内容纳牙髓（图3-4）。牙髓由神经、血管和结缔组织构成，牙髓炎时疼痛剧烈。

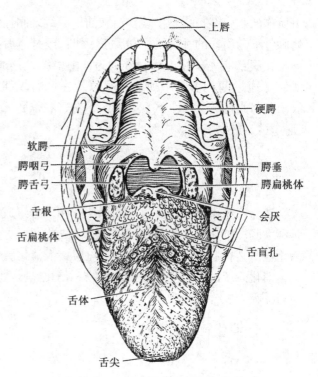

图3-3　口腔和咽峡

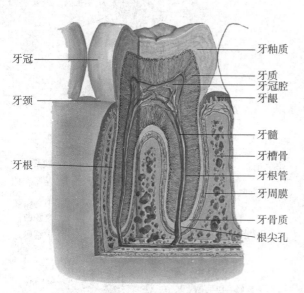

图3-4　下颌磨牙冠状切面

（2）牙的分类：牙可分切牙、尖牙和磨牙，恒牙中还有前磨牙。切牙牙冠呈凿形，尖牙牙冠呈锥形，它们都只有1个牙根。前磨牙牙冠呈方圆形，一般也只有1个牙根。磨牙牙冠呈方形，上颌磨牙有3个牙根，下颌磨牙有2个牙根。人的一生中先后有两组牙发生。第一组牙称乳牙，从出生后6~7个月开始萌出，3岁左右出齐，共20颗（图3-5）。第二组牙为恒牙，6~7岁时，乳牙开始脱落，恒牙中的第一磨牙首先长出，除第三磨牙外，其他各个磨牙在14岁左右均出齐。第三磨牙称迟牙或智牙，到成年后长出，有的甚至终生不长出。因此，恒牙共有28~32颗（图3-6）。

（3）牙的排列：乳牙在上下颌、左右侧各5颗，共20颗。恒牙在上下颌、左右侧各8颗，共32颗。临床上为了记录牙的位置，常以被检查者的方位为准，以"+"划分四区，表示左右侧及上下颌牙的位置，并以罗马数字Ⅰ~Ⅴ表示乳牙，如Ⅱ表示左上颌乳侧切牙；用阿拉伯数字1~8表示恒牙，如 3|表示右上颌恒尖牙（图3-5，图3-6）。

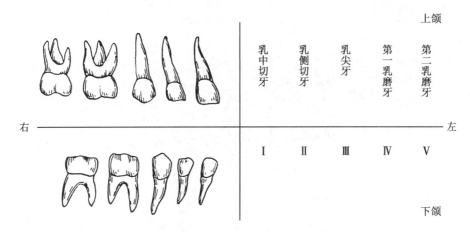

图 3-5　乳牙名称及符号

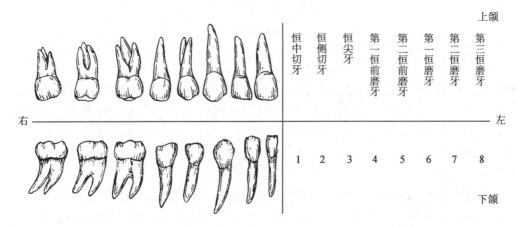

图 3-6　恒牙名称及符号

（4）牙组织：由牙质、牙釉质、牙骨质和牙髓组成。牙质构成牙的大部分。在牙冠的牙质外面覆有牙釉质，牙釉质为全身最硬的组织。在牙根部的牙质外面包有牙骨质。

（5）牙周组织：包括牙周膜、牙槽骨和牙龈三部分，对牙起保护、固定和支持作用。牙周膜是介于牙槽骨和牙根之间的致密结缔组织，具有固定牙根的作用，并可缓冲咀嚼时的压力。牙龈是口腔黏膜的一部分，包被牙颈，与牙槽骨的骨膜紧密相连（图 3-4）。

4. 舌　以横纹肌为基础，被覆黏膜，有协助咀嚼、搅拌、吞咽食物、产生味觉和辅助发音的功能。

（1）舌的形态：舌分舌尖、舌体和舌根三部分。舌体占舌的前 2/3，舌根占舌的后 1/3，两者之间在舌背以开口朝前的 "V" 形界沟为界。

（2）舌黏膜：舌背黏膜上有许多小突起，称舌乳头，舌乳头的形态不一，可分为丝状乳头、菌状乳头、叶状乳头和轮廓乳头。除丝状乳头外，其他舌乳头内均有味蕾，司味觉。在舌根背部的黏膜内有许多淋巴组织构成的小结节，称舌扁桃体（图 3-7）。舌下面的黏膜在舌的中线上形成一黏膜皱襞连于口底，称舌系带，舌系带根部两侧有一对小的圆形

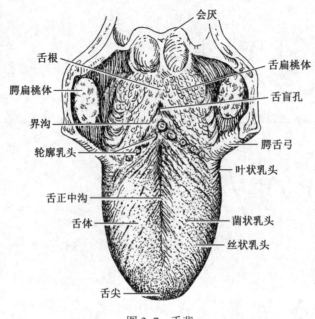

图 3-7 舌背

黏膜突起,称舌下阜。由舌下阜向后外延续为舌下襞,舌下腺位于舌下襞的深面(图3-8)。

(3)舌肌:为骨骼肌,分舌内肌和舌外肌两部分。舌内肌起止均在舌内,赋予舌外形,收缩时可改变舌的形态。舌外肌主要为颏舌肌,其一侧收缩时使舌尖偏向对侧。

5. 口腔腺　又称涎腺或唾液腺,有清洁口腔和帮助食物消化的功能,主要为3对大唾液腺(图3-9)。

(1)腮腺:是最大的唾液腺,呈不规则的三角形,位于耳郭的前下方,上达颧弓,下至下颌角附近。腮腺管自腮腺前缘穿出,在颧弓下方一横指处向前,横越咬肌表面,斜穿入颊肌,开口于平对上颌第二磨牙牙冠的颊黏膜上的腮腺管乳头。

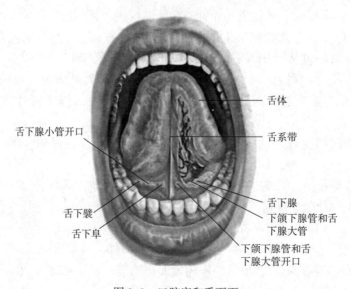

图 3-8　口腔底和舌下面

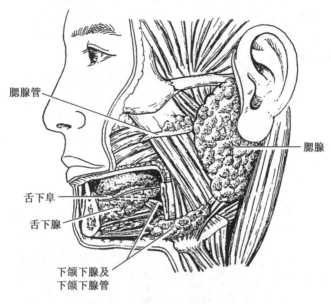

图 3-9 大唾液腺

（2）下颌下腺：呈卵圆形，左右各一，位于下颌体下缘及二腹肌所围成的三角内，其导管自腺的内侧发出，开口于舌下阜。

（3）舌下腺：较小，位于口底，舌下襞的深面，腺管分大、小两种，大管1条，开口于舌下阜；小管约10条，开口于舌下襞。

（二）咽

咽是消化道和呼吸道的共同通道，为肌性管道，位于第1~6颈椎椎体的前方，上起颅底，下达第6颈椎下缘移行为食管。咽的侧壁和后壁完整，前壁不完整，从上到下分别与鼻腔、口腔和喉腔相通。咽腔以软腭及会厌上缘为界，分为鼻咽、口咽和喉咽3个部分（图3-10）。

1. 鼻咽 介于颅底与软腭之间，向前经鼻后孔与鼻腔相通。在鼻咽两侧壁、相当于下鼻甲后方1.5 cm处各有一个咽鼓管咽口，借咽鼓管通鼓室。该口的后方有一纵行深隙，称咽隐窝，是鼻咽癌的好发部位。顶壁黏膜下有咽扁桃体，侧壁黏膜下有咽鼓管扁桃体。

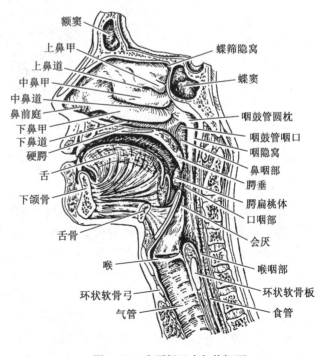

图 3-10 头颈部正中矢状切面

2. 口咽　介于软腭与会厌上缘之间，上通鼻咽，下通喉咽，前通口腔，其侧壁的扁桃体窝容纳腭扁桃体。腭扁桃体、舌扁桃体、咽扁桃体和咽鼓管扁桃体共同构成咽淋巴环。咽淋巴环对消化道和呼吸道具有防御功能。

3. 喉咽　位于喉的后方，上起会厌上缘，下至第6颈椎椎体下缘平面移行为食管。向前经喉口通喉腔。在喉口两侧各有一个深凹，称梨状隐窝，常为异物滞留的部位（图3-11）。

咽肌为骨骼肌，包括咽缩肌和咽提肌（图3-11）。咽缩肌自上而下依次收缩将食团推向食管。咽提肌提升咽和喉，封闭喉口。

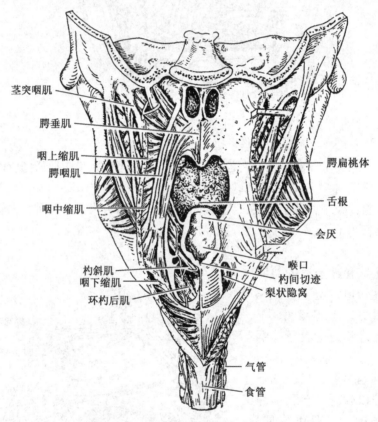

图3-11　喉腔冠状切面（切开咽后壁）

（三）食管

1. 食管的位置和分部　食管为前后略扁的肌性管道，上端于第6颈椎椎体下缘平面续咽，沿脊柱前面下行，穿膈的食管裂孔，约于第11胸椎椎体左侧与胃的贲门相连，全长约25 cm。按其行程可分为颈部、胸部和腹部3部分。颈部较短，自始端至颈静脉切迹平面。胸部较长，自颈静脉切迹平面至膈的食管裂孔。腹部最短，自膈的食管裂孔到胃的贲门。

2. 食管的狭窄　食管有3个生理性狭窄：第一狭窄在食管的起始处，距中切牙15 cm；第二狭窄在食管与左主支气管交叉处，距中切牙约25 cm；第三狭窄在穿膈的食管裂孔处，距中切牙约40 cm。食管狭窄是异物易滞留和食管癌好发的部位（图3-12）。

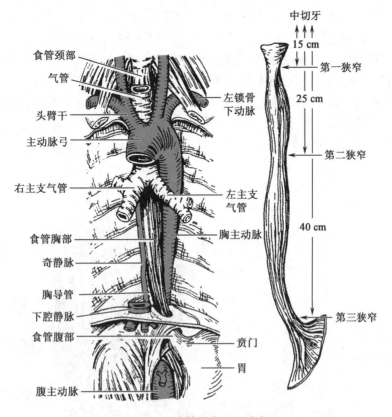

图 3-12 食管的位置和狭窄

### （四）胃

胃是消化管中最膨大的部分，上接食管，下续十二指肠。胃有容纳食物、分泌胃液和初步消化食物的功能，成年人的胃容量约为 1 500 mL。

1. **胃的形态和分部** 胃的大小和形态因其充盈程度、体位及体型等状况而不同。胃有上、下两口，上、下两缘，前、后两壁。胃的上口称贲门，接食管。下口称幽门，连接十二指肠。上缘凹而短，朝向右上，称胃小弯，其最低点的转折称角切迹，是胃体与幽门部在胃小弯的分界。下缘凸而长，朝向左下，称胃大弯。胃大弯起始处与食管左缘成一锐角，称贲门切迹。胃可分 4 个部分：①贲门部，指贲门周围的部分；②胃底，贲门切迹平面以上的部分，亦称胃穹窿；③胃体，位于角切迹与贲门之间的部分；④幽门部，位于角切迹与幽门之间的部分。在幽门部的胃大弯侧，有一不太明显的浅沟，称中间沟，此沟将幽门部分为左侧的幽门窦和右侧的幽门管，胃溃疡和胃癌多发生于幽门窦近胃小弯处（图 3-13）。

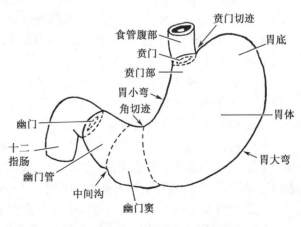

图 3-13 胃的形态和分部

2. 胃的位置和毗邻　胃在中等充盈时,大部分位于左季肋区,小部分位于腹上区。贲门位于第11胸椎椎体左侧,幽门位于第1腰椎椎体右侧。胃前壁右侧邻肝左叶,左侧邻膈,为左肋弓所遮盖;在剑突下方的胃前壁与腹前壁相贴,该处是胃的触诊部位。胃后壁与胰、横结肠、左肾和左肾上腺相邻。胃底与膈和脾相邻。

3. 胃壁的构造　胃壁由黏膜层、黏膜下层、肌层和浆膜构成。当胃空虚时,黏膜形成许多长短不一的皱襞;充盈时,皱襞减少并展平。幽门括约肌表面覆以黏膜,黏膜形成环状皱襞,称幽门瓣,可防止肠内容物反流入胃。幽门括约肌收缩时可关闭幽门(图3-14)。

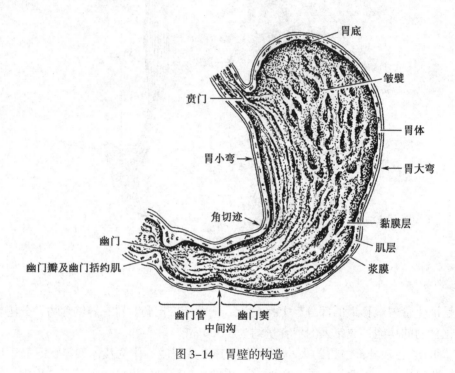

图3-14　胃壁的构造

(五)小肠

小肠是消化管中最长的一段,也是消化吸收的主要场所。上起幽门,下连盲肠,成年人小肠全长5~7 m,分为十二指肠、空肠和回肠3部分。

1. 十二指肠　介于胃与空肠之间,成年人长约25 cm,呈"C"形包绕胰头,按其位置不同可分为上部、降部、水平部、升部4部(图3-15)。

(1)上部:起自胃的幽门,行向右上后方,至肝门下方急转向下移行为降部,转折处为十二指肠上曲。上部与幽门相接处的一段肠管壁较薄,黏膜光滑无环状皱襞,称十二指肠球,此处为十二指肠溃疡好发的部位。

(2)降部:起自十二指肠上曲,沿右肾的内侧缘下降,至第3腰椎水平,弯向左侧续水平部,转折处称十二指肠下曲。降部内面黏膜皱襞发达,在其后内侧壁有一纵行皱襞,称十二指肠纵襞,纵襞下端有一突起称十二指肠大乳头,是胆总管和胰管的共同开口。十二指肠大乳头的稍上方,有时可见十二指肠小乳头,是副胰管的开口处。

(3)水平部:又称下部,自十二指肠下曲开始,向左横行达第3腰椎椎体左侧移行为升部。

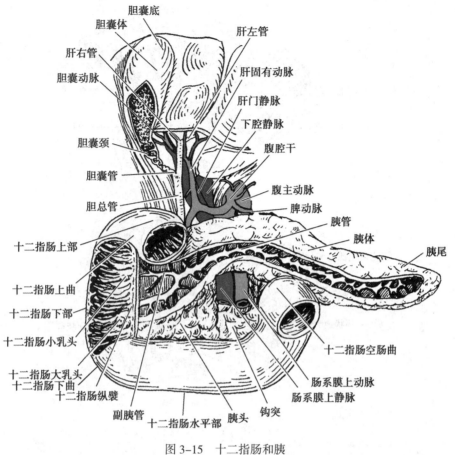

图 3-15 十二指肠和胰

（4）升部：最短，自第 3 腰椎椎体左侧行向左上，达第 2 腰椎椎体左侧急转向前下，形成十二指肠空肠曲，移行为空肠。十二指肠空肠曲由十二指肠悬肌连于右膈脚。十二指肠悬肌由肌纤维和结缔组织构成，表面有腹膜覆盖。临床上把十二指肠悬肌及其被覆的腹膜称为十二指肠悬韧带，或 Treitz 韧带，是手术中确认空肠起始处的重要标志。

2. 空肠和回肠　空肠和回肠长 5～7 m，二者无明显界限，迂回盘曲成襻，周围被结肠环抱。

（1）空肠：续于十二指肠，占近侧的 2/5，主要位于腹腔的左上部。管径较大，管壁较厚，其在活体因血管丰富而呈淡红色。黏膜的环状皱襞高而密，黏膜内有许多散在的孤立淋巴滤泡。

（2）回肠：占远侧的 3/5，在右髂窝处与盲肠相连，主要位于腹腔右下部。管径较小，管壁较薄，颜色较淡，黏膜环状皱襞疏而低。在肠壁上有许多集合淋巴滤泡，肠伤寒并发的肠出血、穿孔多发生于此处（图 3-16）。

（六）大肠

大肠全长约 1.5 m，分为盲肠、阑尾、结肠、直肠和肛管 5 部分，其功能是吸收水、维生素、无机盐，分泌黏液，使食物残渣形成粪便并排出体外。大肠的口径较粗，除直肠、肛管与阑尾外，结肠和盲肠均具有 3 种特征性的结构，即结肠带、肠脂垂和结肠袋。

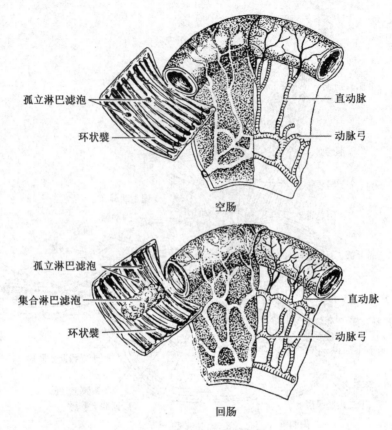

图 3-16 空肠与回肠

结肠带有3条，由肠壁纵行肌增厚而成，沿肠的纵轴排列，均汇集于阑尾根部。结肠袋的形成是由于结肠带较肠管短，使肠管形成许多由横沟隔开的囊状突出。肠脂垂是沿结肠带附近包有脂肪组织的浆膜突起（图3-17）。这三个特点可作为区别大肠和小肠的标志。

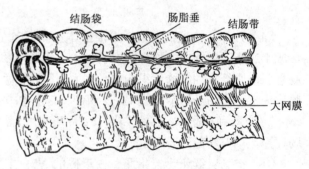

图 3-17 大肠的特征

1. 盲肠　位于右髂窝内，是大肠的起始部，下端呈囊状，左接回肠，长6～8 cm，向上与升结肠相续。回肠末端开口于盲肠，开口处有上、下两片唇样黏膜皱襞，称回盲瓣。此瓣既可控制小肠内容物进入盲肠的速度，又可防止大肠的内容物逆流到回肠。在回盲瓣下方约2 cm处，有阑尾的开口（图3-18）。

2. 阑尾　为一蚓状突起，根部连于盲肠的后内侧壁，远端游离，一般长6～8 cm。阑尾的位置变化很大，以回肠前位和盆位为多，其次是盲肠后位（图3-18）。3条结肠带在阑尾根部汇集，临床做阑尾手术时可沿结肠带向下寻找阑尾。阑尾根部的体表投影通常在脐与右髂前上棘连线的中、外1/3交界处，称麦克伯尼（McBurney）点，急性阑尾炎时，

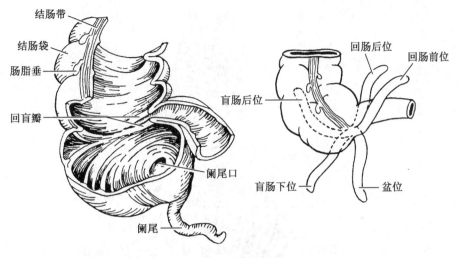

图 3-18 盲肠和阑尾

此点附近有明显压痛。

3. 结肠　围绕在小肠周围,始于盲肠,终于直肠,可分升结肠、横结肠、降结肠和乙状结肠 4 部分。升结肠在右髂窝起于盲肠,沿右侧腹后壁上升,至肝右叶下方,转向左形成结肠右曲,移行于横结肠;横结肠起于结肠右曲,向左横行至脾下方,转折向下形成结肠左曲,续于降结肠;降结肠起自结肠左曲,沿左侧腹后壁下行,至左髂嵴处移行为乙状结肠;乙状结肠呈"乙"字形弯曲,于左髂嵴处接降结肠,沿左髂窝入盆腔,至第 3 骶椎椎体平面续直肠(图 3-19)。

4. 直肠　长 10~14 cm,位于小骨盆后部,骶骨前方。其上端在第 3 骶椎前方续乙状结肠,沿骶骨和尾骨前方下行穿过盆膈,移行为肛管。直肠在矢状面上有骶曲和会阴曲 2 个弯曲。骶曲是直肠在骶尾骨前面下降形成的凸向后的弯曲,会阴曲是直肠绕过尾骨尖形成的凸向前的弯曲(图 3-20)。临床上进行直肠镜检查时,必须注意这些弯曲,以免损伤肠壁。直肠下端膨大,称直肠壶腹。直肠内面有 3 个直肠横襞,由黏膜和环行肌构成。以

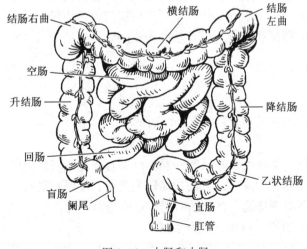

图 3-19　大肠和小肠

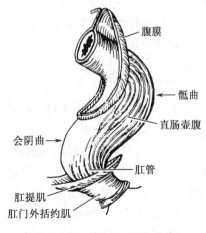

图 3-20　直肠与肛管的外形

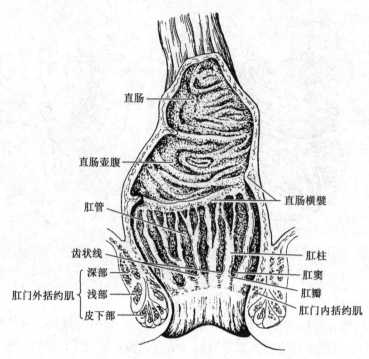

图 3-21 直肠与肛管的内面形态

中间的直肠横襞最大而恒定，位于直肠的右前壁，距肛门约 7 cm，可作为直肠镜检查的标志（图 3-21）。男、女性直肠的毗邻不同，男性直肠的前方有膀胱、精囊腺和前列腺，女性直肠的前面有子宫和阴道。直肠指检可触及这些器官。

5. 肛管　上端在盆膈平面与直肠相接，下端终于肛门，长约 4 cm。肛管内面有 6~10 条纵行的黏膜皱襞，称肛柱。肛柱下端有半月形的黏膜皱襞相连，称肛瓣。肛瓣与相邻肛柱下端共同围成肛窦。肛瓣与肛柱下端共同连成锯齿状的环行线，称齿状线，是黏膜和皮肤相互移行的界线（图 3-21）。齿状线以下的环行区表面平滑，称肛梳，即痔环。在肛梳的皮下和肛柱的黏膜下有丰富的静脉丛，若静脉曲张而突起，则形成痔，在齿状线以上的称内痔，齿状线以下的称外痔。直肠的环行平滑肌在肛管处增厚形成肛门内括约肌，其收缩时能协助排便。围绕在肛门内括约肌的周围和下方，由骨骼肌构成的肛门外括约肌，有控制排便的功能。

## 二、消化腺

人体的大消化腺除 3 对大唾液腺外，还有肝和胰，以下介绍后两种。

### （一）肝

肝是人体最大的腺体，血管极为丰富，呈红褐色，质软而脆。肝具有双重血液供应的特点，除接受肝固有动脉外，还接受肝门静脉的注入。肝的功能极为复杂、重要，具有分泌胆汁、参与代谢、贮存糖原、解毒和吞噬等功能，在胚胎时期，还有造血功能。

1. 肝的形态　肝呈楔形，分为膈面、脏面、肝前缘和肝后缘。

（1）膈面：隆突，贴于膈下。膈面的前部由镰状韧带分为大而厚的肝右叶和小而薄的肝左叶（图 3-22）。膈面的后部没有腹膜被覆的部分称裸区，裸区的左侧有一较宽的沟称腔静脉沟，沟内有下腔静脉通过。

（2）脏面：朝向下后方，与腹腔器官相邻接，凹凸不平。脏面有一近似"H"形的沟：①左纵沟，前部有肝圆韧带，后部有静脉韧带。②右纵沟，前部是容纳胆囊的胆囊窝，后部为下腔静脉经过的腔静脉沟。③横沟，称肝门，是肝固有动脉左、右支，肝门静脉左、右支，肝左、右管及神经和淋巴管出入之处，这些结构被结缔组织包绕，共同构成肝蒂。肝的脏面借"H"形的沟分为4个叶：右纵沟右侧为肝右叶，左纵沟左侧为肝左叶，左、右纵沟之间、横沟前方为方叶，横沟后方为尾状叶（图 3-23）。

（3）肝前缘：较锐利，是肝的膈面与脏面的分界线。

（4）肝后缘：钝圆，在近腔静脉沟处，有2~3条肝静脉穿出，注入下腔静脉。

2. 肝的位置和毗邻　肝大部分位于右季肋区及腹上区，小部分位于左季肋区。肝前面大部分被胸廓所掩盖，仅在腹上区左右肋弓之间露出，直接与腹前壁相邻。肝的脏面，在右叶从前向后分别邻接结肠右曲、十二指肠、右肾和右肾上腺；在左叶与胃前壁相邻，后上部邻接食管的腹部。

3. 肝外胆道　包括胆囊和输胆管道（肝左、右管，肝总管和胆总管）。

（1）胆囊：为储存和浓缩胆汁的器官，呈长梨形，位于胆囊窝内，借结缔组织与肝相

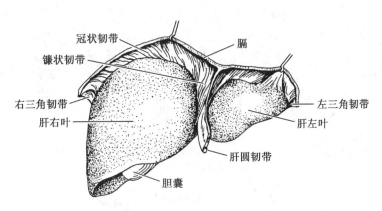

图 3-22　肝（膈面）

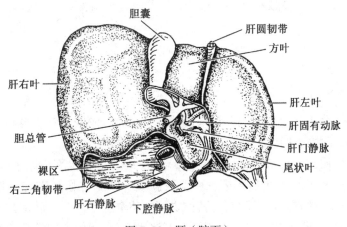

图 3-23　肝（脏面）

连。胆囊分底、体、颈、管4部分。胆囊底是胆囊的盲端，指向前下方，多露出于肝前缘，并与腹前壁相接触。胆囊底的体表投影位置在右锁骨中线与右肋弓交点附近。胆囊体与底无明显分界。胆囊体向后逐渐变细为胆囊颈。胆囊颈细而弯曲，向后下移行为胆囊管。胆囊管长3~4cm，直径2~3mm，近胆囊颈的一段，其黏膜形成螺旋状的皱襞，胆结石常嵌顿于此。

胆囊管、肝总管和肝的脏面围成的三角形区域称胆囊三角，也称肝胆三角（或Calot三角），内有胆囊动脉通过（图3-15）。因此，该处为胆囊手术中寻找胆囊动脉的标志。

（2）输胆管道：肝总管由肝左、右管汇合而成，下端与胆囊管汇合成胆总管。胆总管起自肝总管与胆囊管汇合处，长4~8cm，直径6~8mm。胆总管在肝十二指肠韧带内下降，经十二指肠上部的后方，至胰头与十二指肠降部之间下行，斜穿十二指肠降部后内侧壁，在此处与胰管汇合形成肝胰壶腹，开口于十二指肠大乳头。肝胰壶腹周围有增厚的环行平滑肌，称肝胰壶腹括约肌（Oddi括约肌）。肝胰壶腹括约肌平时保持收缩状态，由肝分泌的胆汁经肝左、右管及肝总管、胆囊管进入胆囊储存；进食后，胆囊收缩，肝胰壶腹括约肌舒张，胆囊内的胆汁经胆囊管、胆总管排入十二指肠（图3-24）。

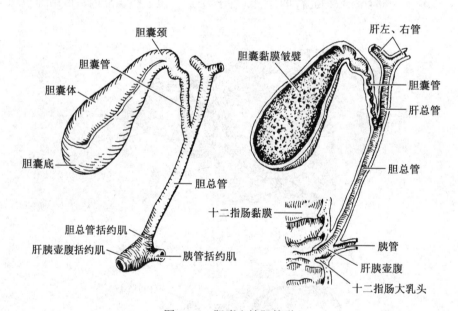

图3-24 胆囊和输胆管道

### （二）胰

胰由内、外两分泌部组成，内分泌部即胰岛，主要分泌胰岛素，参与调节糖代谢；外分泌部分泌胰液，对糖、脂肪、蛋白质的分解起重要作用。

胰呈长条形，质软，色灰红，位置较深，在第1、2腰椎水平横贴于腹后壁。胰分头、颈、体、尾4部分，各部无明显界限。胰头较膨大，被十二指肠围绕。胰头后面与胆总管、肝门静脉相邻。胰颈是位于胰头与胰体之间的狭窄扁薄部分。胰体位于胰颈与胰尾之间，占胰的大部分。胰尾为伸向左上方较细的部分，紧贴脾门。胰管位于胰的实质内，贯

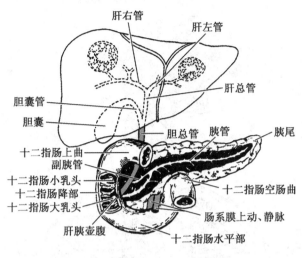

图 3-25 胆道、十二指肠和胰

穿胰的全长，与胆总管汇合成肝胰壶腹，开口于十二指肠大乳头（图3-25）。

## 第三节 呼吸系统

呼吸系统由呼吸道和肺2部分组成。呼吸道包括鼻、咽、喉、气管和各级支气管。临床上通常将鼻、咽和喉称上呼吸道，将气管和各级支气管称下呼吸道（图3-26）。本节还介绍胸膜和纵隔相关内容。呼吸系统的主要功能是从外界吸入氧气，呼出二氧化碳，进行气体交换。此外，鼻还有嗅觉功能，喉又是发音器官。

### 一、呼吸道

（一）鼻

鼻是呼吸道的起始部，也是嗅觉器官，分为外鼻、鼻腔和鼻旁窦3部分。

1. 外鼻　位于面部中央，上端较窄处称鼻根，向前下延续的狭长部称鼻背；下端称鼻尖，其两侧呈弧状扩大称鼻翼，呼吸困难时，可见鼻翼扇动。从鼻翼向外下方到口角的浅沟称鼻唇沟，面肌瘫痪时，瘫痪侧的鼻唇沟变浅或消失。

2. 鼻腔　以骨和软骨为基础，内面覆以皮肤和黏膜。鼻腔被鼻中隔分为左、右两半，向前经鼻孔通外界，向后经鼻后孔通咽。每侧鼻腔前下方鼻翼内面较宽大的部分称鼻前庭，内衬以皮肤，生有鼻毛，可滤过、净化空气。鼻前庭起于鼻孔，止于鼻阈。鼻阈是皮肤和黏膜的分界标志。鼻阈后方至鼻后孔是鼻腔的主要部分，内衬黏膜，称固有鼻腔。鼻中隔由犁骨、筛骨垂直板和鼻中隔软骨覆以黏膜而成。鼻中隔前下份有一易出血区（Little 区），鼻出血好发于此。鼻腔外侧壁自上而下有上鼻甲、中鼻甲、下鼻甲突向鼻腔，3个鼻甲的下方各有一裂隙，分别称上鼻道、中鼻道、下鼻道。上鼻道、中鼻道及蝶筛隐窝有鼻旁窦的开口，下鼻道的前部有鼻泪管的开口。鼻黏膜按其生理功能分为嗅区和呼吸区。嗅区位于上鼻甲内侧面及与其相对的鼻中隔黏膜，内含嗅细胞，具有嗅觉功能。呼吸区是除嗅区以外的部分，其特征是黏膜内有丰富的静脉丛，并有丰富的鼻腺，能产生大量的分泌物。

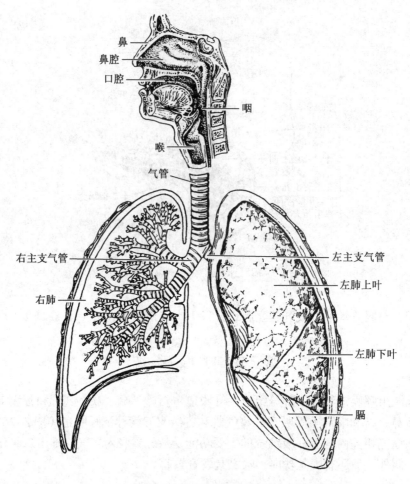

图 3-26 呼吸系统全貌

3. 鼻旁窦 由骨性鼻旁窦衬以黏膜而成,能调节吸入空气的温度和湿度,并对发音起共鸣作用。由于鼻旁窦黏膜与鼻腔黏膜相延续,故鼻腔炎症易引起鼻旁窦炎症,在临床上,鼻旁窦炎以上颌窦炎多见(图 3-27)。

(二)咽

见本章第二节消化系统。

(三)喉

喉既是呼吸管道,又是发音器官,以软骨为基础,借关节、韧带和骨骼肌连接而成。喉位于颈前部正中,上借甲状舌骨膜与舌骨相连,下接气管,后邻咽,两侧为颈部大血管、神经及甲状腺侧叶。喉的活动性较大,可随吞咽或发音而上下移动。

1. 喉软骨 构成喉的支架,包括单块的甲状软骨、环状软骨、会厌软骨和成对的杓状软骨。

(1)甲状软骨:位于舌骨下方,是喉软骨中最大的一块,构成喉的前外侧壁。它由 2 块甲状软骨板合成,两板的前缘彼此融合处称前角,其上端向前突出称喉结,成年男性尤为明显。板的后缘游离,向上、下均有突起,称上角和下角(图 3-28)。

(2)环状软骨:位于甲状软骨下方,向下接气管。环状软骨形似指环,由前部低窄的

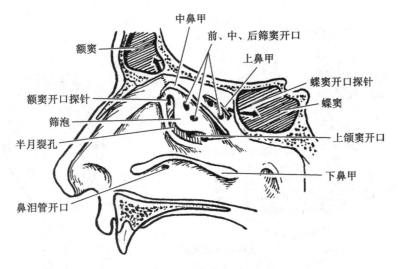

图 3-27　鼻旁窦开口

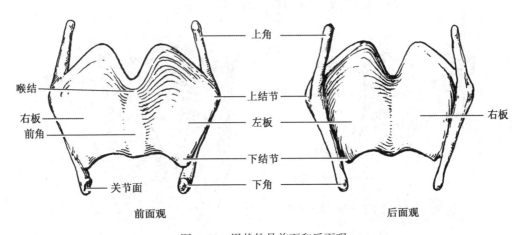

图 3-28　甲状软骨前面和后面观

环状软骨弓和后部高宽的环状软骨板构成,是喉软骨中唯一完整呈环形的软骨,对维持呼吸道的畅通有重要作用,损伤后易引起喉狭窄(图 3-29)。

(3)会厌软骨:形似树叶,上宽下窄,上端游离,下端借韧带连于甲状软骨前角后面(图 3-29)。会厌软骨外覆黏膜构成会厌。当吞咽时,喉上提,会厌盖住喉口,防止食物误入喉腔。

(4)杓状软骨:左右各一,形似三棱锥体,可分尖、底和两突。尖向上,底朝下,由底向前的突起有声带附着,称声带突。由底向外侧的突起,有喉肌附着,称肌突(图 3-29)。

2.喉的连结　包括喉软骨之间及喉与舌骨和气管间的连结(图 3-30)。

(1)环杓关节:由杓状软骨底和环状软骨板上缘的杓关节面构成。杓状软骨可沿此关节面的垂直轴作旋转运动,使声带突转向内、外侧,因而能开大或缩小声门。

(2)环甲关节:由甲状软骨下角和环状软骨侧方关节面构成。甲状软骨可在矢状面上作前倾和复位的运动,使声带紧张和松弛。

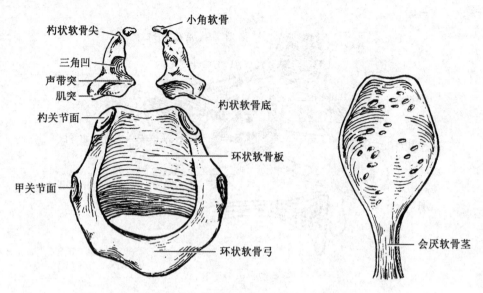

图 3-29 环状软骨、杓状软骨（前面观）和会厌软骨（后面观）

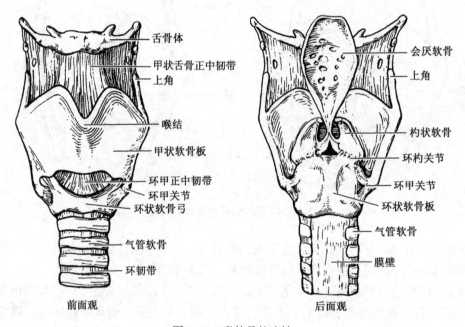

图 3-30 喉软骨的连结

（3）弹性圆锥：为弹性纤维组成的膜状结构，自甲状软骨中份的后面，向后下附着于环状软骨上缘和杓状软骨声带突之间。张于甲状软骨前角内面与杓状软骨声带突之间的游离上缘称声韧带，是声带的基础。弹性圆锥前部张于甲状软骨下缘和环状软骨上缘之间的部分，称环甲正中韧带。当急性喉阻塞来不及气管切开时，可在此做穿刺或切开，建立暂时的通气道，以抢救患者的生命。

（4）甲状舌骨膜：是连于甲状软骨上缘和舌骨之间的膜，其中部增厚称甲状舌骨正中韧带。

3. 喉肌 属横纹肌,按功能可分两群。一群作用于环甲关节,使声带紧张或松弛;另一群作用于环杓关节,使声门裂开大或缩小,因此喉肌可调节发音的强弱和音调的高低。

4. 喉腔 向上经喉口通咽腔,向下通气管。喉口朝向后上方,由会厌上缘、杓会厌襞和杓间切迹围成。在喉腔中部的外侧壁,有2对呈前后方向的黏膜皱襞,上方的一对称前庭襞,下方的一对称声襞(图3-31)。左、右前庭襞之间的间隙称前庭裂。声襞较前庭襞更突向喉腔。左、右

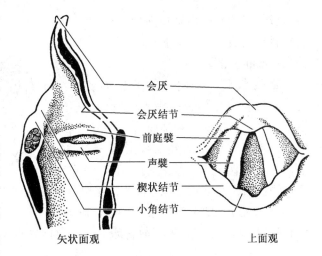

图 3-31 喉腔

声襞和杓状软骨之间的间隙称声门裂,是喉腔中最狭窄的部位。通常所称的声带由声韧带、喉黏膜和声带肌构成。喉腔借前庭襞和声襞分为3部:①喉口和前庭襞之间的喉腔称喉前庭。②前庭襞和声襞之间的喉腔称喉中间腔。③声襞与环状软骨下缘之间的喉腔称声门下腔。

(四)气管和支气管

1. 气管 位于食管前方,上部接环状软骨,经颈正中下行入胸腔,平胸骨角平面分为左、右主支气管,分叉处称气管杈,在气管杈内面有一向上凸的半月状嵴,称气管隆嵴,是气管镜检查的定位标志(图3-32,图3-33)。气管由气管软骨、平滑肌和结缔组

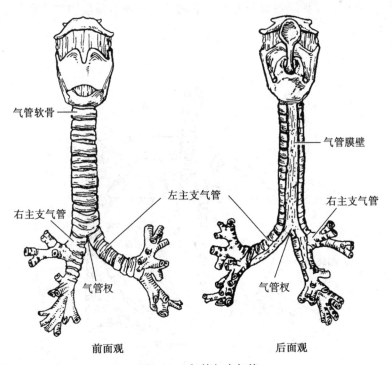

图 3-32 气管与支气管

织组成。气管软骨由缺口向后、呈"C"形的软骨环构成。气管全长以胸廓上口为界，分为颈部和胸部。

2. 支气管　是由气管分出的各级分支，由气管分出的第一级支气管即左、右主支气管。左主支气管细而长，平均长4～5 cm，与气管中线的延长线形成35°～36°角，走行较倾斜，经左肺门入肺。右主支气管短而粗，平均长2～3 cm，与气管中线的延长线形成22°～25°角，走行较陡直，经右肺门入肺（图3-32）。故临床上气管异物多坠入右主支气管。

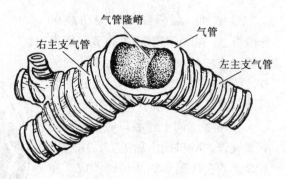

图3-33　气管隆嵴

## 二、肺

### （一）肺的位置和形态

肺位于胸腔内，左、右两肺分居于纵隔两侧和膈的上方，由于膈的右侧较左侧高，以及心的位置偏左，故右肺较宽短，左肺较狭长。

肺形似圆锥体，有一尖一底、两面和三缘。肺尖钝圆，经胸廓上口凸至颈根部；肺底位于膈上面，凹向上，故又称膈面；肋面隆突，邻接肋和肋间隙；内侧面邻贴纵隔，亦称纵隔面，此面中部凹陷处称肺门，是主支气管、肺动脉、肺静脉、淋巴管和神经的进出之处，这些进出肺门的结构被结缔组织包绕，称肺根。肺前缘薄、锐，左肺前缘下部有心切迹；肺后缘钝圆；肺下缘薄、锐。

肺借叶间裂分叶，左肺以斜裂分为上、下两叶，右肺以斜裂和水平裂分为上、中、下三叶（图3-34）。

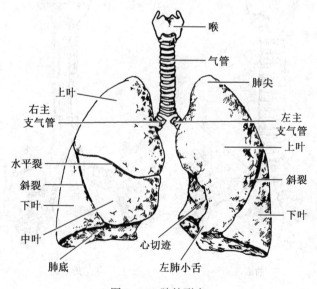

图3-34　肺的形态

## （二）肺内支气管和支气管肺段

左、右主支气管分为肺叶支气管进入肺。肺叶支气管在各肺叶内再分为肺段支气管，并在肺内反复分支，呈树枝状，称支气管树。每一肺段支气管及所属肺组织，称支气管肺段。支气管肺段呈圆锥形，尖朝向肺门，底朝向肺表面。

### 三、胸膜

#### （一）胸腔、胸膜、胸膜腔和胸膜隐窝的概念

1. **胸腔**　由胸廓和膈围成，上界为胸廓上口，向上与颈根部相连通；下界借膈与腹腔分隔。胸腔可分3部分，即左、右两侧部容纳胸膜、胸膜腔和肺，中间为纵隔。

2. **胸膜**　是一层薄而光滑的浆膜，可分为相互移行的壁胸膜和脏胸膜2部分。脏胸膜紧贴肺表面，又称肺胸膜，与肺实质紧密结合。壁胸膜依其所在部位不同分为4个部分：①包被于肺尖上方的为胸膜顶，②衬覆于胸壁内面的为肋胸膜，③衬覆于纵隔两侧的为纵隔胸膜，④覆盖于膈上面的为膈胸膜。

3. **胸膜腔**　是指脏胸膜与壁胸膜在肺根处相互移行，在左、右肺周围形成的完全封闭的间隙。左、右胸膜腔互不相通，腔内呈负压，含有少量浆液，可减少呼吸时脏胸膜与壁胸膜之间的摩擦。

4. **胸膜隐窝**　是不同部分的壁胸膜返折、相互移行处的胸膜腔，即使在深吸气时肺缘也不能充满其内。其中肋膈隐窝是站立和坐位时胸膜腔的最低部位，是肋胸膜与膈胸膜返折形成的，胸膜腔积液首先积存于此。

#### （二）胸膜与肺的体表投影

1. **胸膜的体表投影**　是指壁胸膜各部分相互移行形成的返折线在体表的投影位置，标志着胸膜腔的范围。

（1）胸膜前界：是肋胸膜与纵隔胸膜之间的返折线，两侧均起于胸膜顶，向内下经胸锁关节后方至胸骨柄后面，约在第2胸肋关节平面，二者相互靠拢并沿正中线附近垂直下行：①左侧在第4胸肋关节处斜向外下，沿胸骨左缘外侧2～2.5 cm行至第6肋软骨后方移行于胸膜下返折线。②右侧继续下行，在第6胸肋关节后方移行于胸膜下返折线。两侧胸膜前返折线在第2胸肋关节平面以上相互分离，在第2～4肋软骨平面又相互靠拢，从而在胸骨柄后方形成一个无胸膜覆盖的区域，称胸腺区；在第4胸肋关节平面以下、胸骨体下份的左半和左侧第4～5肋软骨的后方形成一个无胸膜覆盖的区域，称心包区。

（2）胸膜下界：是肋胸膜与膈胸膜的返折线。下界右侧起于第6胸肋关节的后方，左侧起于第6肋软骨的后方，两侧均斜向外下：①于锁骨中线与第8肋相交。②于腋中线与第10肋相交。③于椎体外侧终于第12胸椎棘突高度。

2. **肺的体表投影**　肺前界体表投影几乎与胸膜前界一致。肺下界的体表投影较胸膜下界的返折线约高出2个肋：①在锁骨中线与第6肋相交。②在腋中线与第8肋相交。③在脊柱旁终于第10胸椎棘突平面（图3-35）。

### ［附］　纵隔

1. **纵隔的概念和位置**　纵隔是两侧纵隔胸膜之间所有器官、结构和结缔组织的总称。

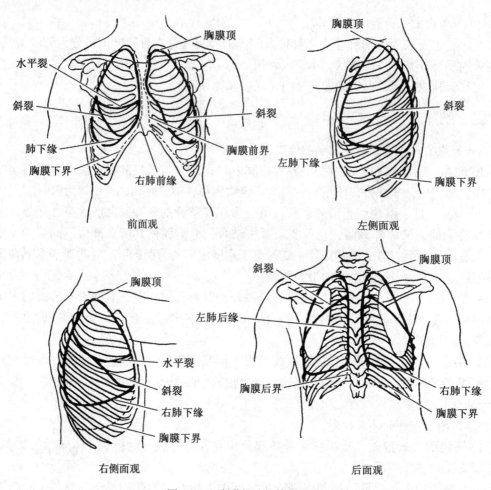

图 3-35 胸膜与肺的体表投影

纵隔内的器官主要包括心包、心及出入心的大血管、气管、食管、胸导管、神经、胸腺和淋巴结等。纵隔在胸腔内稍偏向左侧,前界是胸骨,后界为脊柱胸段,两侧为纵隔胸膜,上界为胸廓上口,下界是膈。当一侧胸膜腔压力增高(如气胸)或降低(如肺不张)时,可引起纵隔的位移或摆动。

2. 纵隔的分区  方法较多,解剖学常采用四分法。该方法是以胸骨角平面为界,首先将纵隔分为上纵隔、下纵隔,下纵隔又以心包的前面和后面为界分为:①前纵隔,为心包前面与胸骨体之间的区域。②中纵隔,为心包、心及出入心的大血管所占据的区域。③后纵隔,为心包后面与脊柱胸部之间的区域(图 3-36)。

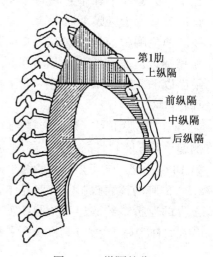

图 3-36 纵隔的分区

## 第四节 泌 尿 系 统

泌尿系统由肾、输尿管、膀胱和尿道4部分组成，其主要功能是排出机体内水溶性的代谢产物。机体在进行新陈代谢过程中产生的废物先在肾内形成尿液，再经输尿管，将尿液输送到膀胱暂时储存，当膀胱内尿液达到一定量时，在神经系统的调节下，膀胱内的尿液经尿道排出体外（图3-37）。

泌尿系统是人体代谢产物最主要的排泄途径，其中肾不仅是排泄器官，也是调节体液、维持电解质代谢平衡的重要器官。因此，肾功能障碍使代谢产物蓄积于体液中，可影响机体新陈代谢的正常进行，严重时可出现尿毒症，甚至危及生命。

### 一、肾

（一）肾的形态

肾是成对的实质性器官，外形如蚕豆。新鲜肾呈红褐色，质地柔软，表面光滑。肾可分为上、下两端，内、外侧缘，前、后两面。肾的前面朝向前外侧、略凸，后面较扁平、紧贴腹后壁；外侧缘凸隆，内侧缘中部凹陷，是肾血管、淋巴管、神经和肾盂出入的部位，称肾门，这些出入肾门的结构总称肾蒂。肾蒂内主要结构的排列关系，由前向后依次为肾静脉、肾动脉和肾盂；自上而下依次为肾动脉、肾静脉和肾盂。因下腔静脉靠近右肾，故右肾蒂较左肾蒂短。由肾门向内延续于一个较大的腔隙称肾窦，其内含有肾血管、肾小盏、肾大盏、肾盂和脂肪组织等。

（二）肾的位置与毗邻

肾位于腹腔后上部，脊柱两旁（图3-38）。两肾的长轴上端倾斜向脊柱，下端稍远离，倾向外下方，略呈"八"字形排列。左肾上端平第11胸椎椎体下缘，下端平第2腰椎椎体下缘，右肾由于受肝的影响，比左肾略低一个椎间盘。肾门约平第1腰椎椎体平面，在正中线外侧约5 cm。在腰背部，竖脊肌外侧缘与第12肋之间的夹角处称肾区。在某些肾病患者，叩击或触压该区可引起疼痛。

右肾前面外侧与肝右叶和结肠右曲相邻，内侧缘紧靠十二指肠降部。左肾由上而下分别与胃、胰和空肠相邻，外侧缘靠近脾和结肠左曲。两肾上端均有肾上腺。两肾后面上1/3贴附于膈肌的腰部，与肋膈隐窝相邻（图3-39）。

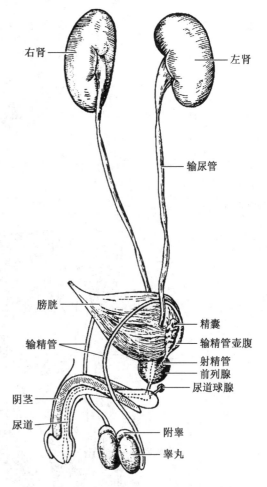

图3-37 男性泌尿生殖系统全貌

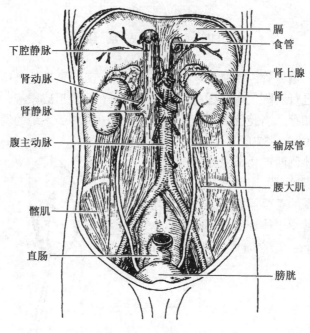

图 3-38 肾的位置

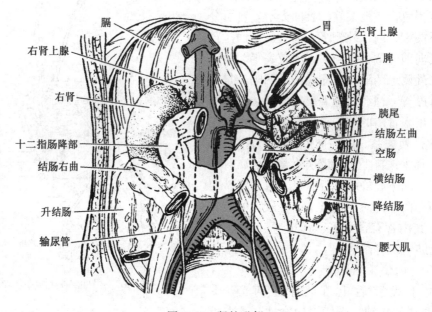

图 3-39 肾的毗邻

（三）肾的结构

在肾的冠状切面上，肾实质可分为浅部的皮质和深部的髓质 2 部分（图 3-40）。

肾皮质位于外周部，富有血管，新鲜标本呈红褐色。肉眼观察可见密布的细小颗粒。肾皮质伸入肾髓质的部分称肾柱。

肾髓质位于皮质的深部，色较淡红，主要由 15~20 个肾锥体构成。肾锥体呈圆锥形，其底朝向皮质，尖端钝圆，呈乳头状，朝向肾窦，称肾乳头。肾乳头尖端有许多乳头管

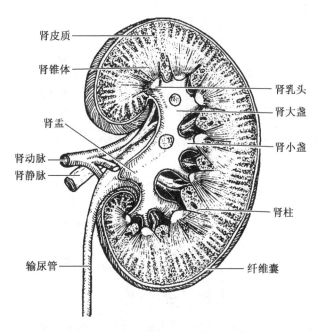

图 3-40　右肾冠状切面（后面观）

的开口，称乳头孔，肾形成的尿液由此处流入肾小盏。肾小盏是围绕肾乳头的膜性小管，呈漏斗状，每个肾有 7~8 个肾小盏。肾小盏接受乳头管排出的尿液。每 2~3 个肾小盏合成一个肾大盏，2~3 个肾大盏再集合成一个肾盂，肾盂出肾门后，逐渐变细，移行为输尿管。

（四）肾的被膜

肾的表面由内向外包被有纤维囊、脂肪囊和肾筋膜 3 层被膜（图 3-41，图 3-42）。

1. 纤维囊　紧贴于肾实质表面，薄而坚韧，由致密结缔组织和少量弹性纤维构成。纤维囊与肾实质结合较疏松，易于剥离，但在病理情况下，则与肾实质发生粘连，不易剥离。

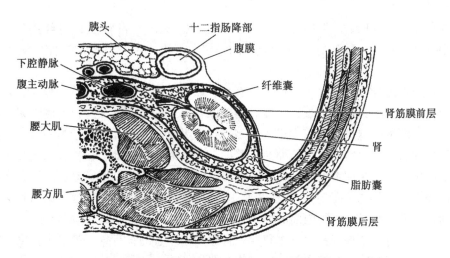

图 3-41　肾的被膜（平第 1 腰椎横切面）

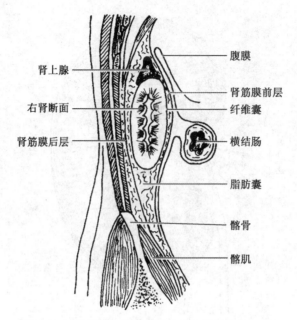

图 3-42　肾的被膜（经右肾和肾上腺的矢状切面）

2. **脂肪囊**　为包被于纤维囊外面的一层较厚的脂肪层，同时包被肾上腺。此层经肾门而填入肾窦内，对肾起弹性垫样的保护作用。

3. **肾筋膜**　是被膜的最外层，较致密，又分为前、后2层，包绕肾和肾上腺及其周围的脂肪囊。两层在肾上腺上方和肾的外侧缘处相互融合，向下则分开，其间有输尿管通过。肾筋膜前层向内侧延至腹主动脉和下腔静脉的前面，与对侧肾筋膜前层相移行，肾筋膜后层与腰大肌筋膜相融合。自肾筋膜发出结缔组织小束，穿过脂肪囊与纤维囊相连，对肾起固定作用。

## 二、输尿管、膀胱和尿道

（一）输尿管

输尿管是一对细长的肌性管道，全长 20～30 cm，起自肾盂，行经腹腔与盆腔，终于膀胱（图 3-38）。输尿管管壁有较厚的平滑肌，可作节律性蠕动，使尿液不断流入膀胱。

根据输尿管的行程将其分为 3 部，即腹部、盆部和壁内部。腹部行于腹膜后方，沿腰大肌前面下降，至小骨盆上口处，一般右侧输尿管与右髂外动脉交叉，左侧输尿管与左髂总动脉交叉，两侧均越过动脉前方进入盆腔，移行为盆部。盆部仍行于腹膜后方，先沿小骨盆侧壁弯向后下，后转向前内侧而达膀胱底。男性输尿管盆部与输精管末端交叉；女性输尿管盆部位于子宫阔韧带下方，在距子宫颈外侧约 2.5 cm 处从子宫动脉后下方绕过，经子宫颈的外侧达膀胱底（图 3-43，图 3-44）。输尿管在膀胱底外上角处，向内斜穿膀胱壁的部分为壁内部，开口于膀胱内面的输尿管口。

输尿管全长有 3 个狭窄：第一个狭窄在肾盂与输尿管的移行处，第二个狭窄在越过小骨盆上口处，第三个狭窄在壁内部。这些狭窄部位是结石易滞留的地方。

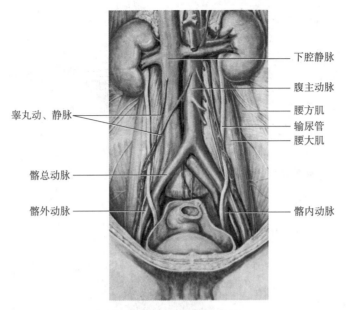

图 3-43 男性输尿管走行

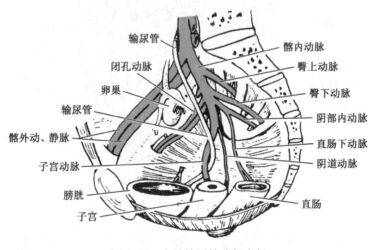

图 3-44 女性输尿管盆部走行

（二）膀胱

膀胱是暂时储存尿液的囊状肌性器官，伸缩性较大，其形态、大小、位置均随尿液充盈程度、年龄和性别而异。正常成年人膀胱平均容量为 350～500 mL，最大容量可达 800 mL。

当膀胱空虚时呈锥形，顶端细小，朝向前上方，称膀胱尖；膀胱的后面较膨大，朝向后下方，称膀胱底；尖与底之间的部分称膀胱体；膀胱的最下部称膀胱颈，与男性的前列腺底或与女性的尿生殖膈相接。颈的下端有一开口称尿道内口，通尿道（图 3-45）。

膀胱位于小骨盆的前部，耻骨联合的后方。男性膀胱后方与直肠、输精管壶腹和精囊相

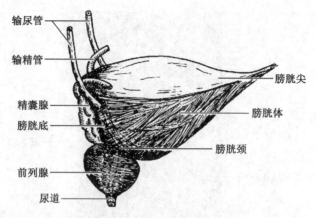

图 3-45 膀胱（右面观）

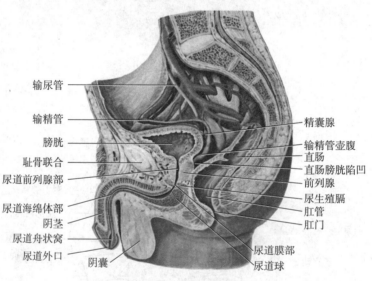

图 3-46 男性盆腔正中矢状切面

毗邻（图 3-46），膀胱颈下方邻接前列腺。女性膀胱后方则与子宫、阴道相毗邻，下方邻接尿生殖膈。膀胱空虚时，膀胱尖不超过耻骨联合上缘；高度充盈时，膀胱尖高出耻骨联合。

膀胱壁富有伸缩性，其黏膜较厚。空虚时黏膜形成许多皱襞，充盈时皱襞消失。在膀胱底部内面，两输尿管口与尿道内口三者连线间有一个三角形区域，称膀胱三角（图 3-47），无论在膀胱膨胀或收缩时，此区黏膜都保持平滑状态而无黏膜皱襞。膀胱三角是肿瘤和结核的好发部位。两输尿管口之间的横行皱襞称输尿管间襞，是临床寻找输尿管口的标志。

（三）尿道

尿道是膀胱与体外相通的一段管道。尿道的形态、结构和功能，男女性差异很大，男性尿道参见第三章第五节。

女性尿道全长 3~5 cm，与男性尿道相比，其特点是短、宽、直，仅有排尿功能。起自膀胱的尿道内口，经阴道前方向前下，以尿道外口开口于阴道前庭（图 3-48）。尿道穿过尿生殖膈，由尿道阴道括约肌控制排尿。

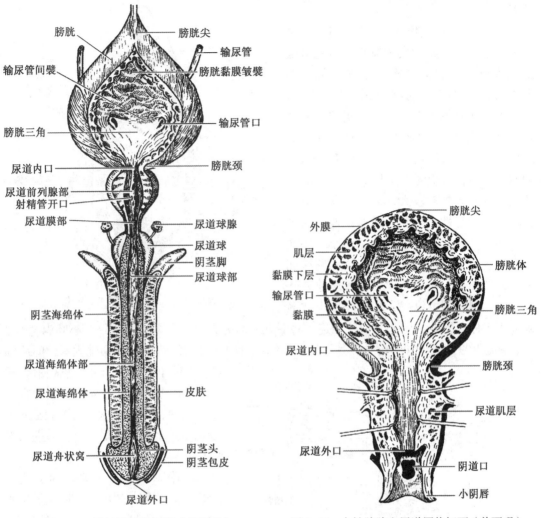

图 3-47 男性膀胱和尿道（前面观）　　图 3-48 女性膀胱和尿道冠状切面（前面观）

## 第五节　生殖系统

生殖系统有性别之分，均由内生殖器和外生殖器组成，其最主要的功能是产生生殖细胞（在男性为精细胞，在女性为卵细胞）、分泌性激素及繁衍后代。内生殖器多位于盆腔内，主要包括产生生殖细胞并分泌性激素的生殖腺、输送生殖细胞的管道及附属腺体；外生殖器则露于体表，主要为性交的器官。

### 一、男性生殖系统

（一）男性内生殖器

男性内生殖器包括睾丸、附睾、输精管、射精管、精囊腺、前列腺和尿道球腺。睾丸是男性生殖腺，产生精细胞和分泌雄激素；附睾、输精管及射精管则储存和输送生殖细胞；精囊腺、前列腺和尿道球腺为附属腺体，其分泌物参与合成精液，并为精子提供营养。

1. 睾丸 位于阴囊内，左右各一，是产生精子和分泌雄激素的器官。睾丸呈微扁的卵圆形，表面光滑，分前后缘、上下端和内外侧面。前缘游离，后缘有血管、神经和淋巴管出入，并与附睾和输精管睾丸部相连。上端被附睾头遮盖，下端游离。外侧面较隆突，与阴囊壁相贴；内侧面较平坦，与阴囊中隔相依（图3-49）。新生儿的睾丸相对较大，性成熟期以前生长较慢，随着性成熟发育迅速；老年人的睾丸随着性功能的衰退而萎缩变小。睾丸表面覆盖浆膜，即睾丸鞘膜脏层；其深部是坚韧的白膜，白膜在睾丸后缘增厚并凸入睾丸，形成睾丸纵隔，从纵隔发出许多

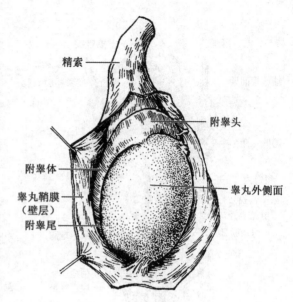

图3-49 睾丸及附睾（右侧观）

睾丸小隔伸入睾丸实质并与白膜相连，将睾丸实质分为多个睾丸小叶。每个小叶内含有2~4条盘曲的生精小管，精子由其发生。生精小管间的结缔组织内有分泌雄激素的间质细胞。生精小管在近睾丸纵隔处汇合成精直小管进入睾丸纵隔，互相吻合形成睾丸网，睾丸网发出12~15条睾丸输出小管，经睾丸后缘上部进入附睾（图3-50）。

2. 附睾 紧贴于睾丸的上端和后缘，上端膨大为附睾头，由睾丸输出小管在附睾内弯曲盘绕而形成，中部为附睾体，下端狭细称附睾尾。体、尾两部分均由附睾管盘曲而成，管的末端延续为输精管（图3-49，图3-50）。附睾可暂时储存精子，促使精子进一步成熟并获得活力。

3. 输精管和射精管 输精管全长约50 cm，管径约3 mm，其管壁厚，腔小，在活体触摸时，呈圆索状。输精管较长，按其行程可分为4部。

（1）睾丸部：为输精管的起始部，是附睾管的直接延续，自附睾尾端沿睾丸后缘及附睾内侧上行，在睾丸上端处进入精索移行为精索部。

（2）精索部：位于睾丸上端与腹

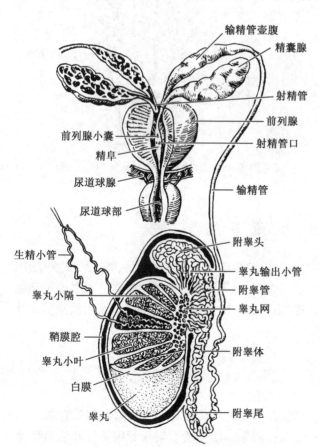

图3-50 睾丸、附睾的结构及排精路径

股沟管浅环之间。此段输精管位置表浅,容易触及,临床上常在此处进行输精管结扎。

(3)腹股沟管部:走行于腹股沟管内的输精管部分。

(4)盆部:是输精管最长的一段。输精管穿过腹股沟管深环后即进入腹腔,先弯向内下,然后沿盆腔侧壁行向后下方,经输尿管末端的前方至膀胱底的后面,在此处两侧输精管逐渐靠近并膨大,成为输精管壶腹。

射精管是由管径变细的输精管壶腹末端与精囊腺的排泄管汇合而成,长约2 cm,穿经前列腺实质,开口于尿道的前列腺部。

精索是一对从腹股沟管深环开始,经腹股沟管,并延伸到睾丸上端的柔软的圆索状结构。自腹股沟管浅环以下,精索表面的3层被膜,由外向内依次为精索外筋膜、提睾肌和精索内筋膜。精索的主要内容物包括输精管、睾丸动脉、蔓状静脉丛、淋巴管、神经等。

4. 精囊腺　亦称精囊,是一对长椭圆形的囊状器官,位于膀胱底的后方,输精管壶腹的外侧,其排泄管与输精管末端合成射精管(图3-51)。精囊腺分泌的液体是组成精液的重要成分,也能为精子提供能量。

5. 前列腺　为一实质性器官,位于膀胱与尿生殖膈之间,包绕尿道的起始部。前列腺形如栗子,上端宽大称为前列腺底,与膀胱颈相接,有尿道穿入。下端尖细,称为前列腺尖,与尿生殖膈相邻,尿道由此穿出(图3-51)。底与尖之间的部分称为前列腺体。体的后面平坦,中间有一纵行的浅沟,称为前列腺沟,后方与直肠壶腹相毗邻,活体直肠指检时可触及此沟。前列腺肥大时,此沟消失。近底的后缘处有一对射精管穿入前列腺,开口于尿道的前列腺部。前列腺的分泌物能使精液保持液态。小儿的前列腺较小,腺组织未发育。性成熟期,腺组织迅速生长。老年期,腺组织退化萎缩,但常因激素水平失衡导致前列腺内结缔组织增生,而引起前列腺肥大,从而压迫尿道,造成排尿困难。

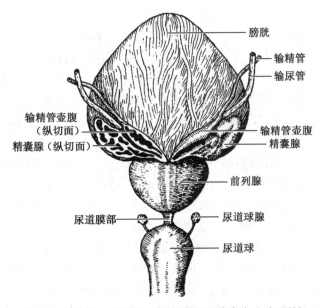

图3-51　膀胱、前列腺、精囊腺和尿道球腺(后面观)

6. 尿道球腺  大小似豌豆，左右各一，埋藏于尿生殖膈内。尿道球腺管细小，长约2.5 cm，开口于尿道球部（图3-51）。其分泌物有滑润尿道的作用。

精液是由输精管道和附属腺体的分泌物及大量精子所组成，呈乳白色，弱碱性。正常男性一次排精量为2~5 mL，含精子3亿~5亿个。

（二）男性外生殖器

1. 阴囊  是位于阴茎后下方的囊袋状结构。阴囊壁由皮肤和肉膜组成。表层为皮肤，薄而柔软，色素沉着明显，并有少量阴毛。肉膜是含有平滑肌纤维的浅筋膜，肉膜内平滑肌纤维随外界温度的变化产生反射性的舒张或收缩，从而调节阴囊内的温度，有保护精子的作用。肉膜在正中线向深部发出阴囊中隔，将阴囊分隔为左、右2个囊腔，其内容纳两侧的睾丸、附睾及部分精索。在肉膜的深面有包绕睾丸、附睾和精索的被膜，由外向内依次为：①精索外筋膜：为腹外斜肌腱膜的延续。②提睾肌：来自腹内斜肌和腹横肌。③精索内筋膜：为腹横筋膜的延续（图3-52）。④睾丸鞘膜：来源于腹膜，分为壁层和脏层，壁层衬于精索内筋膜的内面，脏层紧贴睾丸和附睾的表面，壁、脏两层在睾丸后缘互相移行，共同围成鞘膜腔，内有少量浆液。

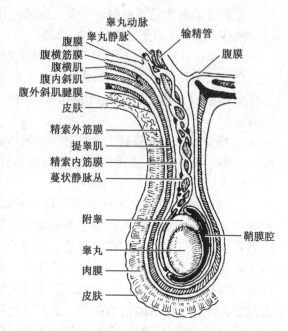

图3-52  阴囊结构及内容物模式图

2. 阴茎  分为头、体、根3部分。后部为阴茎根，藏于阴囊和会阴部皮肤的深面，附着于耻骨、坐骨及尿生殖膈；中部为阴茎体，呈圆柱状，悬垂于耻骨联合前下方；前部膨大称阴茎头，头的尖端有一个呈矢状位的裂口，称尿道外口（图3-53）。阴茎主要由阴茎海绵体和尿道海绵体组成，阴茎海绵体位于阴茎的背侧，左、右各一。尿道海绵体位于2个阴茎海绵体的腹侧。尿道海绵体前端膨大为阴茎头，后部膨大为尿道球（图3-54）。3个海绵体共同为阴茎浅、深筋膜及皮肤所包被。包被阴茎头的双层环行皮肤皱襞称为阴茎包皮。在阴茎头腹侧中线上，包皮与尿道外口下端相连的皮肤皱襞称为包皮系带。

3. 男性尿道  是排尿和排精的共同通道，全长16~22 cm，管径平均为5~7 mm。它始于膀胱的尿道内口，终于阴茎头的尿道外口。尿道可分为3段，从内向外依次为前列腺部、膜部和海绵体部。临床上，前列腺部和膜部合称为后尿道，海绵体部称为前尿道。尿道前列腺部为贯穿前列腺的一段，管道两端狭细，中部扩大，后壁上有一对射精管的开口和若干前列腺小管的开口；膜部周围有尿道括约肌环绕，可随意收缩和舒张以控制排尿；海绵体部贯穿尿道海绵体的全长，尿道球内的尿道最宽，称为尿道球部，尿道球腺开口与此。在阴茎头内尿道扩大成尿道舟状窝。整个男性尿道有3个狭窄、3个扩大，并形成2个明显的弯曲。3个狭窄分别位于尿道内口、膜部和尿道外口。3个扩大分别位于前列腺部、尿道

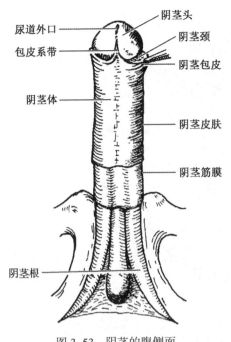
图 3-53 阴茎的腹侧面

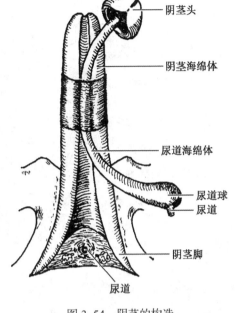
图 3-54 阴茎的构造

球部和尿道舟状窝。2个弯曲是耻骨下弯和耻骨前弯,前者凹面向上,包括尿道前列腺部、膜部和海绵体部的起始部,这个弯曲是固定的;后者位于海绵体部,凹面向下,如将阴茎提向腹壁方向,此弯曲即消失,临床上插入导尿管时须提起阴茎,使尿道变为一个弯曲。

## 二、女性生殖系统

(一)女性内生殖器

女性内生殖器包括卵巢、输卵管、子宫、阴道和前庭大腺。卵巢是女性生殖腺,产生卵子和分泌女性激素;输卵管、子宫和阴道属于输送生殖细胞的管道;前庭大腺为附属腺体,其分泌物有润滑阴道口的作用,以下介绍前4种(图3-55,图3-56)。

1. **卵巢** 是成对的实质性器官,呈扁卵圆形(图3-56),长4 cm,宽3 cm,厚1 cm,有内、外侧两面,前、后两缘及上、下两端。上端与输卵管相接,称输卵管端,下端连于子宫,称子宫端。前缘连有卵巢系膜,出入于卵巢的血管、神经、淋巴管均需经过卵巢系膜。卵巢借卵巢悬韧带固定于盆腔侧壁,借卵巢固有韧带连于子宫。卵巢表面上皮是由卵巢系膜延续过来,称为生殖上皮。排卵时,成熟的卵细胞突破卵巢表面,经腹膜腔进入输卵管。

2. **输卵管** 从卵巢上端连于子宫底的两侧,长10~14 cm,为输送卵细胞的肌性管道。其内侧端以输卵管子宫口与子宫腔相通,外侧端经漏斗末端的输卵管腹腔口通连腹膜腔。输卵管由外侧向内侧可分为4部:①输卵管漏斗:为输卵管末端扩大的一段,其边缘有许多指状突起,称输卵管伞,手术时常以此作为识别输卵管的标志。②输卵管壶腹:较粗而长,约占输卵管全长的2/3,是卵细胞正常的受精部位。③输卵管峡:短而狭窄,是手术结扎输卵管的部位。④输卵管子宫部:是位于子宫壁内的一段(图3-56)。临床上,把卵巢和输卵管统称为子宫附件。

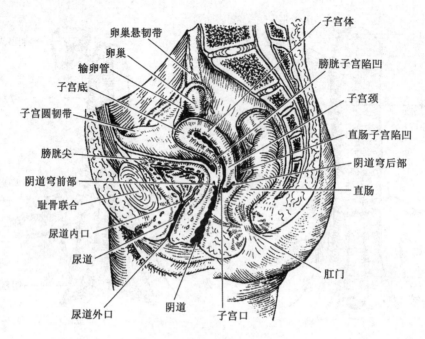

图 3-55 女性骨盆正中矢状切面

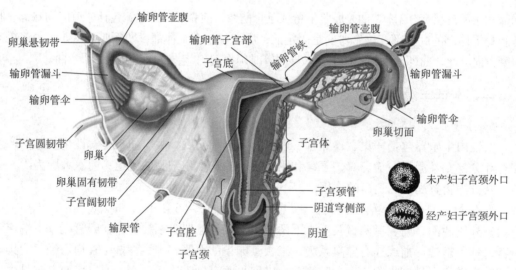

图 3-56 女性内生殖器（冠状面）

3. 子宫

（1）子宫的形态与位置：子宫是一个孕育胚胎和形成月经的肌性器官，位于盆腔中部，前邻膀胱，后靠直肠。成年人未妊子宫前后略扁，呈倒置梨形，分为底、体、颈3部（图3-56）。上端圆凸的部分称子宫底，下部呈圆柱状称为子宫颈，底与颈之间的部分称子宫体。子宫的内腔分子宫腔和子宫颈管2部分。子宫腔位于子宫体内，呈倒置的三角形，其底在上，两侧与输卵管通连；尖朝下，与子宫颈内的子宫颈管相通。子宫颈管的下口称子宫颈外口，通阴道。未产妇的子宫颈外口为圆形，边缘光滑整齐；经产妇的子宫颈外口则为横裂状，此处的黏膜为宫颈癌的好发部位。成年女子正常的子宫位置呈轻度前倾前屈位。前倾是指子宫的长轴与阴道间的夹角朝向前方约90°。前屈则是指子宫体与子宫颈之间凹向前的弯曲，呈约170°的钝角。

（2）子宫的固定装置：子宫的正常位置主要依靠子宫阔韧带、子宫圆韧带、子宫主韧带和子宫骶韧带等来维持（图3-57）。子宫阔韧带为子宫两侧的双层腹膜皱襞，可限制子宫向两侧移位；子宫圆韧带由平滑肌和结缔组织构成，呈圆索状，是维持子宫前倾的主要

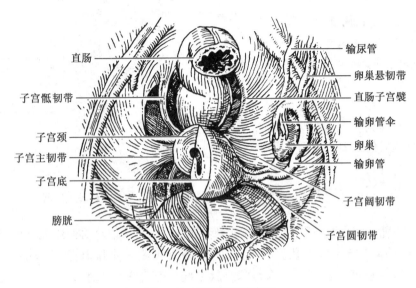

图3-57　子宫的固定装置

结构；子宫主韧带为子宫阔韧带下部两层腹膜间的纤维结缔组织束和平滑肌纤维，是防止子宫颈管向下脱垂的主要结构；子宫骶韧带由平滑肌和结缔组织构成，向后上方牵引子宫颈，并与子宫圆韧带共同维持子宫的前倾前屈位。

（3）子宫壁的结构：子宫壁分为3层，外层为浆膜，即脏腹膜；中间为肌层，由平滑肌组成；内层为黏膜，称子宫内膜。女子进入青春期，子宫底和子宫体部的黏膜发生周期性的增生和脱落。黏膜周期性脱落并伴有出血的现象称为月经。

4. 阴道　是由黏膜、肌层和外膜构成的肌性管道，连接子宫和外生殖器，既是女性的交配器官，也是月经排出和胎儿娩出的通道（图3-55，图3-56）。阴道下端以阴道口开口于阴道前庭。阴道的上端包绕子宫颈的下部，形成一个环状凹陷，称阴道穹，可分为前、后部及两侧部。后部最深，并与直肠子宫陷凹相邻，两者之间只隔以阴道后壁和一层腹膜，故直肠子宫陷凹处有积液时，可经阴道穹后部进行穿刺，抽取积液。阴道位于小骨盆中央，前邻膀胱和尿道，后邻直肠。临床上可隔直肠前壁触诊检查直肠子宫陷凹、子宫颈和子宫口等部位。阴道下部穿尿生殖膈处，膈内的尿道阴道括约肌对阴道有括约作用。

（二）女性外生殖器

女性外生殖器又称女阴，主要包括阴阜、大阴唇、小阴唇、阴蒂、阴道前庭等结构。阴道前庭为两侧小阴唇之间的裂隙，其前部有较小的尿道外口，后部有较大的阴道口，在阴道口两侧各有一个前庭大腺开口（图3-58）。

[附] 乳房和会阴

1. 乳房  成对的泌乳器官。女性乳房于青春期后开始发育生长，妊娠和哺乳期乳房有分泌活动。男性乳房不发达。

（1）位置：位于胸前部，胸大肌及其筋膜的表面，上起第2~3肋，下至第6~7肋，内侧至胸骨旁线，外侧可达腋中线。

（2）形态：成年女子乳房呈半球形，紧张而富有弹性。乳房中央有乳头，其顶端有输乳管的开口，乳头周围有色素较深的环形区，称乳晕。乳头和乳晕的皮肤较薄，易被损伤（图3-59）。

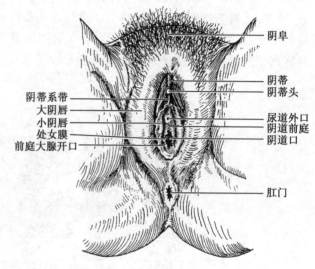

图 3-58  女性外生殖器

（3）结构：乳房由皮肤、乳腺、脂肪组织和纤维组织构成。纤维组织向深面发出许多小隔，将乳腺分隔成15~20个乳腺小叶，每个乳腺小叶有一个排泄管，称输乳管，末端开口于乳头。乳房皮肤与乳腺、乳腺与深筋膜之间均有许多结缔组织小束，称乳房悬韧带，对乳腺有支持和固定作用（图3-60）。患乳腺癌时，乳房悬韧带相对缩短，加以癌肿导致淋巴回流受阻，使乳房局部皮肤呈现橘皮样改变。

2. 会阴  会阴有狭义和广义之分，狭义的会阴是指肛门和外生殖器之间区域的软组

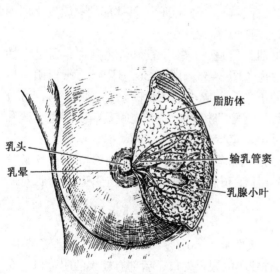

图 3-59  成年女性乳房

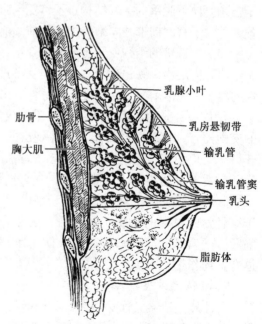

图 3-60  成年女性乳房矢状切面

织，产妇分娩时，此处常易发生撕裂；广义的会阴是指封闭小骨盆下口的所有软组织，呈菱形，其前方为耻骨联合下缘，后方为尾骨尖，两侧界为耻骨下支、坐骨支、坐骨结节和骶结节韧带。以两侧坐骨结节连线为界，将会阴分为前、后两部，前部为尿生殖区，也称尿生殖三角，男性有尿道穿过，女性有尿道和阴道穿过；后部为肛门区，也称肛门三角，有肛管通过。

肛门三角肌群包括肛门外括约肌、肛提肌和尾骨肌。肛门外括约肌位于肛门周围，有随意括约肛门的作用。肛提肌为一对宽薄的肌，封闭骨盆下口的绝大部分，有承托盆腔脏器、加强和提起盆底的作用。尾骨肌位于坐骨棘与骶骨、尾骨的侧缘之间，参与封闭盆底和承托盆腔脏器。

盆膈主要由肛提肌及覆盖该肌上、下面的筋膜所组成，中央有直肠末端穿过。坐骨肛门窝位于直肠的两侧，是成对的楔形腔隙，窝内充满大量脂肪，且有阴部血管、肛门血管、阴部神经、肛门神经通过，是脓肿的好发部位（图3-61，图3-62）。

尿生殖三角肌群分浅、深两层，深层肌封闭尿生殖三角，在男性为会阴深横肌和尿道

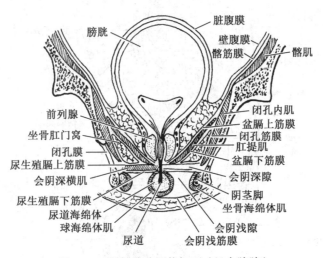

图3-61　男性盆腔冠状切面（经由膀胱）

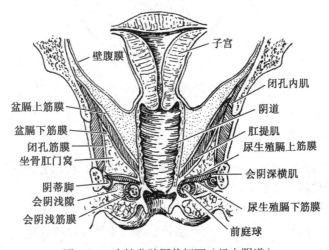

图3-62　女性盆腔冠状切面（经由阴道）

括约肌，在女性则为会阴深横肌和尿道阴道括约肌。深层肌及覆盖其上、下面的筋膜构成尿生殖膈，男性有尿道通过，女性则有尿道和阴道通过。

## 第六节 腹 膜

### 一、概述

腹膜是覆盖于腹、盆腔壁内及器官表面的一层浆膜，呈半透明状，薄而光滑。其中覆盖在腹、盆腔壁内的部分称壁腹膜，覆盖在腹腔、盆腔脏器表面的部分称脏腹膜。二者互相延续移行，共同围成一个不规则的潜在性囊状腔隙，称为腹膜腔。在男性，腹膜腔为封闭的；在女性，则借输卵管腹腔口，经过输卵管、子宫及阴道间接地与外界相通（图3-63）。腹膜具有分泌、吸收、保护、支持、修复和防御等多种功能。

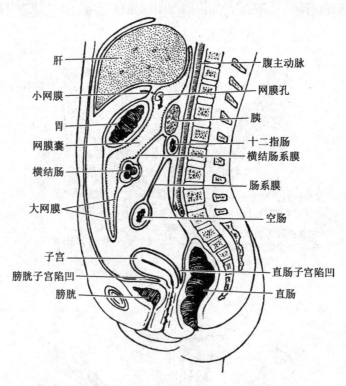

图3-63 腹膜腔正中矢状切面（女性）

### 二、腹膜与腹、盆腔器官的关系

位于腹腔、盆腔内的器官，根据其被腹膜覆盖的情况，可以分为腹膜内位器官、腹膜间位器官和腹膜外位器官3类（图3-64）。

1. **腹膜内位器官** 是指表面全部被脏腹膜所包裹的器官，包括胃、十二指肠上部、空肠、回肠、盲肠、阑尾、横结肠、乙状结肠、脾、卵巢及输卵管等。

2. **腹膜间位器官** 是指大部分表面为腹膜所覆盖的器官，包括升结肠、降结肠、直

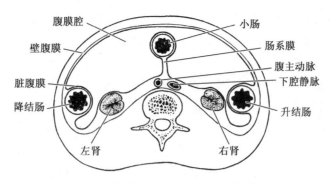

图 3-64 腹膜与脏器的关系（水平切面）

肠上段、肝、胆囊、子宫和充盈的膀胱等。

3. 腹膜外位器官　是指仅有一面为腹膜所覆盖的器官，十二指肠的降部和水平部、直肠下段、胰、肾上腺、肾及输尿管等均属于这一类。

了解腹膜与腹、盆腔器官的关系有重要的临床意义。如腹膜内位器官的手术必须通过腹膜腔，而肾、输尿管等腹膜外位器官的手术则不必打开腹膜腔，从而避免腹膜腔的感染和术后器官的粘连等。

### 三、腹膜形成的结构

不同部位的腹膜在互相返折移行时形成了网膜、系膜和韧带等结构。

（一）网膜

1. 小网膜　是由肝门行到胃小弯和十二指肠上部的双层腹膜结构。它由 2 部分组成，

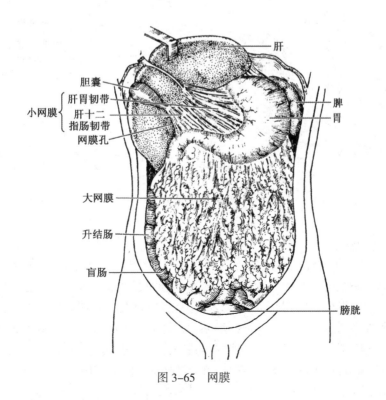

图 3-65　网膜

连于肝与胃小弯之间的部分称为肝胃韧带，其内含有胃左和胃右血管、胃左和胃右淋巴结及胃的神经；连于肝与十二指肠上部之间的部分称为肝十二指肠韧带，其内含有胆总管、肝门静脉和肝固有动脉（图3-65）。

2. 大网膜  起于胃大弯，似围裙遮盖在小肠和结肠的前方（图3-65）。由覆盖胃前、后壁的2层腹膜自胃大弯和十二指肠起始部向下垂伸，形成大网膜的前两层，约在脐平面稍下方处返折向上成为后两层，附于横结肠。此后2层分别从前、后方包绕横结肠，继续延伸成为横结肠系膜。成年人的大网膜包括前、后总共4层，常已黏合在一起，儿童的大网膜仅下份有黏合。大网膜内因含吞噬细胞和淋巴结，且其本身有一定程度的移动性，在某个腹腔脏器发生炎症时（如阑尾炎），它能向病变处移位，并将病灶包围起来，限制病变的扩散。小儿大网膜较短，当阑尾炎穿孔或下腹部炎症时，病灶不易被大网膜包裹，常造成弥漫性腹膜炎。

3. 网膜囊和网膜孔  网膜囊是位于小网膜和胃后方的一个扁窄间隙，属于腹膜腔的一部分，借位于其右侧的网膜孔与腹膜腔的主要部分相通。网膜囊位置较深，胃后壁穿孔时，胃内容物常积聚在囊内，给早期诊断增加难度。网膜孔位于肝十二指肠韧带右缘后方，一般可容纳1~2个手指通过。网膜孔的上界为肝，下界为十二指肠上部，前界是肝十二指肠韧带，后界为覆盖于下腔静脉前面的腹膜（图3-66）。手术时常经网膜孔指检，探查胆道等。

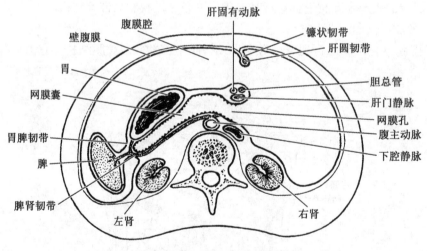

图3-66  网膜孔和网膜囊（经第1腰椎水平切面）

（二）系膜和韧带

1. 系膜  是指将肠管连于腹后壁等处的双层腹膜结构，如肠系膜、阑尾系膜、横结肠系膜和乙状结肠系膜等。其中，肠系膜和乙状结肠系膜因长度长，导致空、回肠及乙状结肠的活动性大，易发生系膜扭转，血管绞窄造成肠管坏死。系膜内有与相应器官关联的血管、淋巴管和神经通过。肠系膜、横结肠系膜内还有较多的淋巴结（图3-67）。

2. 韧带  是连于腹壁与脏器之间及脏器与脏器之间的腹膜结构，前者如肝镰状韧带，后者如胃脾韧带、脾肾韧带等（图3-67）。韧带对脏器有固定作用。

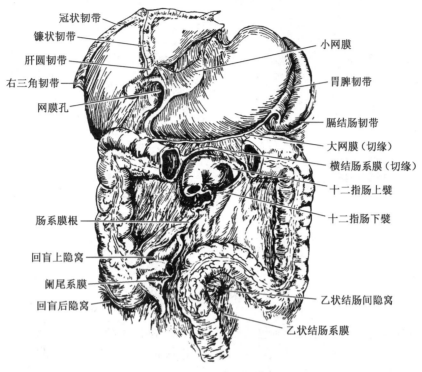

图 3-67 系膜和韧带

### （三）隐窝和陷凹

肝肾隐窝位于肝右叶下面与右肾和结肠右曲之间，仰卧时为腹膜腔最低处，为液体易于积聚的部位。陷凹主要位于盆腔。在男性，膀胱与直肠之间形成直肠膀胱陷凹。在女性，直肠与子宫之间形成直肠子宫陷凹，膀胱与子宫之间形成膀胱子宫陷凹。当人体直立时，男性的直肠膀胱陷凹和女性的直肠子宫陷凹是腹膜腔最低之处，如腹膜腔内有渗出液或脓液，常易积存于这些部位。

## 数字课程学习

教学视频　　教学 PPT　　自测题

# 第四章
# 脉 管 系 统

## 第一节 总 论

脉管系统是封闭的管道系统，包括心血管系统和淋巴系统。心血管系统由心、动脉、毛细血管和静脉组成，血液在其中循环流动。淋巴系统包括淋巴管道、淋巴器官和淋巴组织，淋巴液沿淋巴管道向心流动，最后汇入静脉。

脉管系统的主要功能是物质运输，即将消化器官吸收的营养物质和肺摄取的氧运送到全身的组织和细胞，同时将组织和细胞的代谢产物运送到肾、肺、皮肤等器官而排出体外，以保证新陈代谢的不断进行和内环境的相对稳定。

### 一、心血管系统的组成

心血管系统包括心、动脉、毛细血管和静脉。

1. 心　心是连接动、静脉的枢纽和血液循环的动力来源，由心肌构成，心内部被心间隔分为互不相通的左、右半心，每半心又分为心房和心室，故心有4个腔：左心房、左心室、右心房和右心室。同侧心房和心室借房室口相通，心房接受静脉，心室发出动脉。

2. 动脉　是运送血液离心的管道，由心室发出后不断分支，最后移行为毛细血管。

3. 静脉　是运送血液回心的血管，小静脉由毛细血管汇合而成，在向心回流过程中不断接受属支，逐渐汇合成中静脉、大静脉，最后注入心房。

4. 毛细血管　是连接动、静脉末梢间的管道，管径一般为 6~8 μm，管壁主要由一层内皮细胞和基膜构成。毛细血管数量多，管壁薄，通透性大，管内血流缓慢，是血液与组织液进行物质交换的场所。毛细血管彼此吻合呈网状，除软骨、角膜、晶状体、毛发、牙釉质和被覆上皮外，毛细血管遍布全身各处。

### 二、血液循环途径

血液由左心室泵出，经主动脉及其各级分支到达全身的毛细血管，在此与周围的组织、细胞进行物质和气体交换，再通过各级静脉，最后经上、下腔静脉及心冠状窦返回右心房，这一循环途径称体循环（大循环）。血液由右心室泵出，经肺动脉及其各级分支到

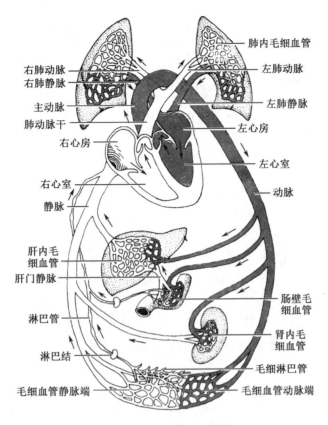

图 4-1 血液循环示意图

达肺泡毛细血管进行气体交换，再经肺静脉进入左心房，这一循环途径称肺循环（小循环）（图 4-1）。体循环和肺循环同时进行，体循环的路程长，流经范围广，以动脉血滋养全身各部，并将全身各部的代谢产物和二氧化碳运送回心。肺循环路程较短，通过肺摄取氧气，排出二氧化碳，使静脉血转变成动脉血。

### 三、血管吻合及其功能意义

人体的血管除了经动脉、毛细血管、静脉相通连外，动脉与动脉之间、静脉与静脉之间、动脉与静脉之间可形成血管吻合，这些吻合有着重要的生理意义（图 4-2）。

1. 动脉间吻合　包括交通支（如大脑动脉环）、动脉网（如肩关节动脉网等）、动脉弓（如手掌的掌浅弓和掌深弓）。这些吻合可缩短循环时间，调节血流量。

2. 静脉间吻合　除了与动脉相似的吻合形式外，还有静脉丛（如食管静脉丛、直肠静脉丛等）。静脉间吻合可保证在脏器扩大或腔壁受压时的血流通畅。

3. 动-静脉吻合　是小动脉与小静脉之间借血管支直接连通。动-静脉吻合可以缩短循环途径，调节局部血流量和体温（如指尖、唇、外耳皮肤等处的动-静脉吻合）。

4. 侧支吻合　是发自血管主干不同高度的侧副管彼此之间的吻合。当血管主干阻塞或结扎时，侧副管逐渐变粗，血液可通过侧支吻合到达阻塞或结扎处远端的血管主干，使受累器官或组织的血液循环得到不同程度的代偿和恢复。这种通过侧支吻合建立的循环称侧支循环，其意义在于确保器官病理状态下的血液供应。

# 第四章 脉管系统

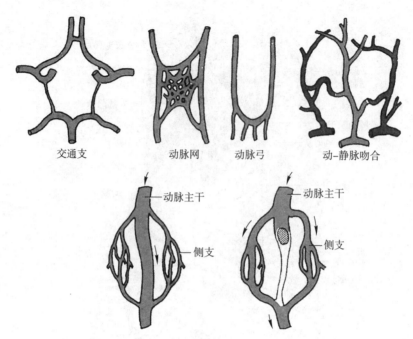

图 4-2　血管吻合和侧支循环示意图

## 第二节　心

### 一、心的位置、外形和毗邻

心是一个中空的肌性器官，形似倒置、前后稍扁的圆锥体，周围裹以心包，斜位于胸腔的中纵隔内。心约2/3位于正中线的左侧，1/3位于正中线的右侧（图4-3）。心前方平对胸骨体和第2~6肋软骨，后方平对第5~8胸椎，两侧与胸膜腔和肺相邻，上方连出入心的大血管，下方与膈毗邻。心的长轴自右肩斜向左肋下区，与身体正中线构成45°角。

心可分为一尖、一底、两面、三缘，表面上有4条沟（图4-4，图4-5）。心尖由左心室构成，朝向左前下方，与左胸前壁接近，在左侧第5肋间隙锁骨中线内侧1~2 cm处可扪及心尖搏动。心底朝向右后上方，主要由左心房和小部分右心房构成，上、下腔静脉注入右心房，左、右肺静脉注入左心房。心的胸肋面（前面）朝向前上方，大部分由右心房和右心室

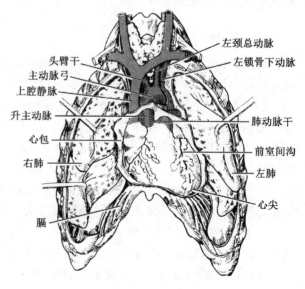

图 4-3　心的位置

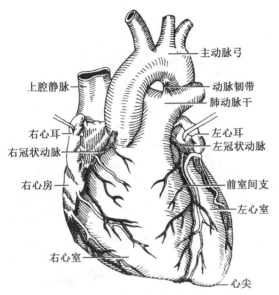

图 4-4 心的外形和血管（胸肋面）

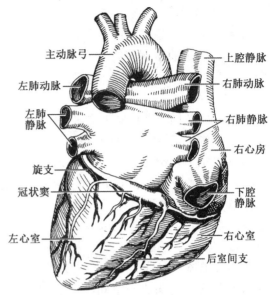

图 4-5 心的外形和血管（膈面和心底）

构成，一小部由左心耳和左心室构成。膈面（下面）几乎呈水平位，隔心包与膈毗邻，大部分由左心室构成，小部分由右心室构成。

心的下缘（锐缘）介于膈面与胸肋面之间，近水平位，由右心室和心尖构成。左缘（钝缘）居胸肋面与肺面之间，绝大部分由左心室构成。右缘呈垂直位，由右心房构成。心左、右缘及隔心包分别与左、右纵隔胸膜和肺相邻。

心表面有 4 条沟，可作为 4 个心腔在心脏表面的分界标志线。冠状沟（房室沟）几乎呈冠状位，近似环形，被前方的肺动脉干所中断，是右上方的心房与左下方的心室表面的分界。前室间沟和后室间沟分别在心室的胸肋面和膈面，分别与室间隔的前、下缘一致，是左、右心室在心表面的分界。前、后室间沟在心尖右侧的会合处稍凹陷，称心尖切迹。在心底，右心房与右上、下肺静脉交界处的浅沟称后房间沟，是左、右心房在心表面的分界。后房间沟、后室间沟与冠状沟的相交处称房室交点，是心表面的一个重要标志，其深面有重要的血管、神经等结构。

## 二、心腔

心被心间隔分为左、右两半心，左、右半心各分成左、右心房和左、右心室，同侧的心房和心室借房室口相通。

### （一）右心房

右心房（图 4-6）位于心的右上部，壁薄而腔大，可分为前部的固有心房和后部的腔静脉窦，两者之间以位于上、下腔静脉口前缘间上下纵行于右心房表面的界沟分界。在腔面，与界沟相对的肌性隆起为界嵴。在固有心房内有许多大致平行排列的肌束，称为梳状肌。腔静脉窦的内壁光滑，无肌性隆起，内有上、下腔静脉口和冠状窦口。上腔静脉口开口于腔静脉窦的上部，下腔静脉口开口于腔静脉窦的下部，在下腔静脉口与右房室口之间有冠状窦口。右心房内侧壁的后部主要由房间隔形成，其中下部有一卵圆形凹陷，称卵圆窝，是胚胎时期卵圆孔闭合后的遗迹，是房间隔缺损的好发部位。右心房的前下部有右房室口通向右心室。

（二）右心室

右心室（图4-7）位于右心房的前下方，构成心胸肋面的大部分。右心室腔被室上嵴分成后下方的流入道（窦部）和前上方的流出道（漏斗部或动脉圆锥）两部分。右心室的流入道从右房室口延伸至右心室尖，壁上有许多纵横交错的肌性隆起，称肉柱。室壁内的锥体形肌性隆起，称乳头肌。横过室腔连结乳头肌与室间隔下部的一条肌束，称隔缘肉柱，有防止心室过度扩张的功能。从右房室口周缘到

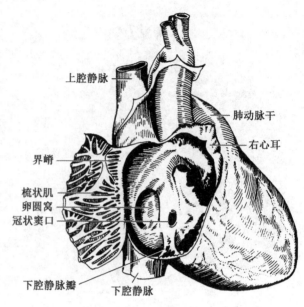

图4-6 右心房

室壁由三尖瓣环、瓣尖、腱索和乳头肌构成三尖瓣复合体，保证血液的单向流动。右心室的流出道呈锥体形，壁内光滑无肉柱，其上端借肺动脉口通肺动脉干。肺动脉口周缘有3个半月形的肺动脉瓣，瓣膜游离缘朝向肺动脉干方向，当心室收缩时，血液冲开肺动脉瓣进入肺动脉干；当心室舒张时，倒流的血液使三个瓣膜相互靠拢，关闭肺动脉口，阻止血液反流入右心室（图4-8）。

（三）左心房

左心房（图4-9）位于右心房的左后方，构成心底的大部，分为前部的左心耳和后部的左心房窦。左心耳突向左前方，覆盖于肺动脉干根部左侧及左冠状沟前部；左心房窦又

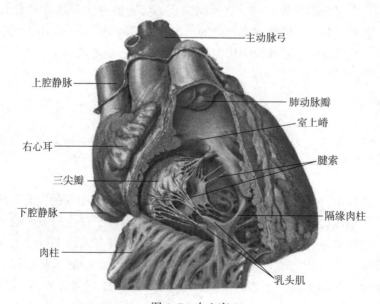

图4-7 右心室

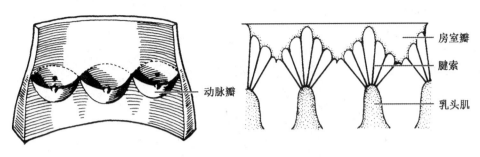

图 4-8　心瓣膜模式图

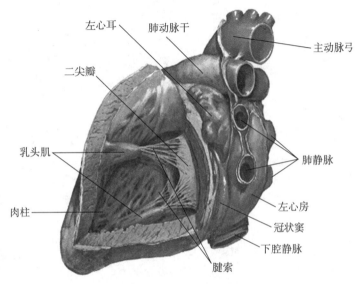

图 4-9　左心房和左心室（左心室已打开）

称固有心房，腔面光滑，其后壁两侧各有一对肺静脉开口，开口处无静脉瓣。左心房窦前下部借左房室口通左心室。

（四）左心室

左心室（图 4-9）位于右心室的左后方，呈圆锥形，构成心尖和心左缘，左心室壁厚约是右心室壁厚的 3 倍。从左房室口周缘到室壁由二尖瓣环、瓣尖、腱索和乳头肌构成二尖瓣复合体，保证血液的单向流动。左心室腔以二尖瓣前尖为界分为左后方的流入道和右前方的流出道两部分。左心室流入道又称左心室窦部；左心室流出道又称主动脉前庭，室壁光滑，其上端借主动脉口通升主动脉。主动脉口周缘有三个半月形的主动脉瓣，主动脉瓣与主动脉壁之间的袋状间隙叫主动脉窦，左、右冠状动脉口分别位于左、右主动脉窦内。

## 三、心的构造

（一）心脏纤维支架

心脏纤维支架（图 4-10）又称心纤维骨骼，位于房室口、肺动脉口和主动脉口的周围，由致密结缔组织构成，包括左、右纤维三角，4 个瓣纤维环（肺动脉瓣环、主动脉瓣环、二尖瓣环和三尖瓣环）。心脏纤维支架质地坚韧而富有弹性，提供了心肌纤维和心瓣

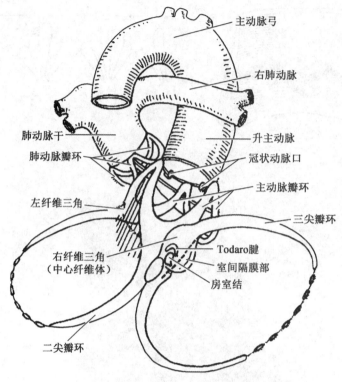

图 4-10 心脏纤维支架（后面观）

膜的附着处，在心肌运动中起支持和稳定作用。心脏纤维支架随着年龄的增长可发生不同程度的钙化，甚至骨化。

（二）心壁

心壁自内向外由心内膜、心肌层和心外膜组成。心内膜是被覆于心腔内面的一层滑润的膜，与大血管的内皮相延续，心瓣膜是由心内膜向心腔折叠而成。心肌层构成心壁的主体，包括心房肌和心室肌两部分。心外膜包裹在心肌外表面，是浆膜心包的脏层。

（三）心间隔

心的间隔把心分隔为容纳动脉血的左半心和容纳静脉血的右半心，左、右半心互不相通。左、右心房之间为房间隔，左、右心室之间为室间隔。房间隔又称房中隔，由两层心内膜，中间夹薄层心房肌和结缔组织构成，卵圆窝是房间隔最薄弱处。室间隔又称室中隔，呈 45°倾斜，分为后上方的膜部和前下方的肌部两部分，室间隔缺损多发生于膜部。

## 四、心传导系

心传导系由具有自律性和传导性的特殊心肌细胞构成，包括窦房结、结间束、房室结、房室束和浦肯野纤维网（图 4-11）。

窦房结是心的正常起搏点，位于上腔静脉与右心房交界处的心外膜深面。房室结位于房间隔下部、冠状窦口前上方的心内膜深面，将窦房结的兴奋传至心室，使心房肌和心室肌依次交替收缩。窦房结产生的兴奋通过前、中、后结间束传至房室结。房室束又称希氏（His）束，由房室结发出的纤维组成。房室束下行至室间隔肌部的上缘分为左、右脚（左、右束

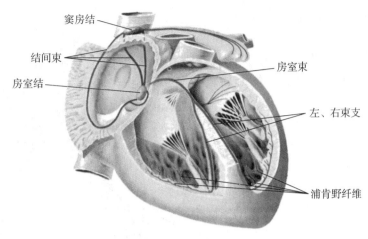

图 4-11 心的传导系统

支），于两侧心内膜深面下行，逐渐分为细小的分支，在心内膜下交织形成浦肯野纤维网。

## 五、心的血管

心的血液供应来自左、右冠状动脉，回流的静脉血绝大部分经冠状窦汇入右心房（图 4-4，图 4-5）。心本身的血液循环称为冠状循环。

1. **左冠状动脉** 起自升主动脉根部的主动脉左窦，经左心耳与肺动脉干起始部之间、沿冠状沟行向左前方，随即分为前室间支和左旋支，其中前室间支沿前室间沟下降，绕心尖切迹至后室间沟，与后室间支相吻合。左冠状动脉主要分布于左心房、左心室和室间隔的前 2/3 等处。

2. **右冠状动脉** 起自升主动脉根部的主动脉右窦，在肺动脉根部与右心耳之间进入冠状沟，沿冠状沟行向右后方，主要分支为后室间支和右旋支。后室间支沿后室间沟下降，行向心尖，与前室间支相吻合。右冠状动脉主要分布于右心房、右心室、室间隔的后 1/3、窦房结和房室结等处。

3. **静脉** 心的静脉多数与动脉伴行，主要有心大静脉、心中静脉和心小静脉等，均汇入位于冠状沟后部的冠状窦，经冠状窦口注入右心房。心大静脉起自心尖，在前室间沟伴前室间支上行，进入冠状沟，向左后方注入冠状窦；心中静脉起于心尖，在后室间沟伴后室间支上行，注入冠状窦；心小静脉起于下缘，通常位于冠状沟后部的右侧，沿冠状沟向左行，注入冠状窦。

## 六、心包

心包是包裹心和出入心的大血管根部的纤维浆膜囊，分为外层的纤维心包和内层的浆膜心包（图 4-12）。纤维心包由坚韧的纤维性结缔组织构成，上方包裹出入心的大血管根部，并与这些大血管的外膜相延续，下方与膈中心腱愈着；浆膜心包薄而光滑，分为壁层和脏层，壁层衬贴于纤维心包的内面，与纤维心包紧密相贴，脏层包于心肌的表面称心外膜。脏、壁两层在出入心的大血管的根部互相移行，两层之间的潜在腔隙称心包腔，内含少量浆液起润滑作用。在心包腔内，浆膜心包的壁层与脏层返折处的间隙称心包窦，主要有心包横窦和心包斜窦。

### 七、心的体表投影

心在胸前壁体表投影的个体差异较大，体位不同也可发生变化，通常采用四点连线法来确定：①左上点：位于左侧第 2 肋软骨的下缘，距胸骨侧缘约 1.2 cm 处。②右上点：位于右侧第 3 肋软骨上缘，距胸骨侧缘约 1 cm 处。③右下点：位于右侧第 7 胸肋关节处。④左下点：位于左侧第 5 肋间隙，距前正中线 7~9 cm。左、右上点连线为心的上界，左、右下点连线为心的下界。右上点与右下点之间微向右凸的弧形连线为心的右界，左上点与左下点之间微向左凸的弧形连线为心的左界（图 4-13）。

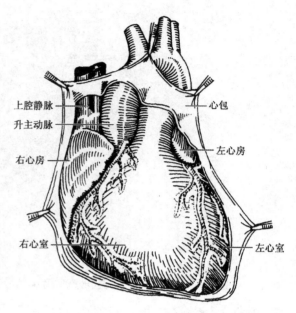

图 4-12 心包

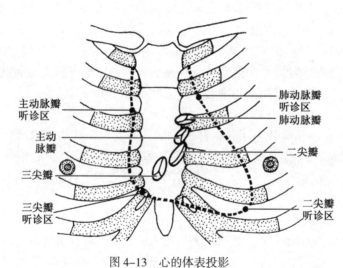

图 4-13 心的体表投影

## 第三节 动 脉

动脉分为体循环的动脉和肺循环的动脉。体循环的动脉发自左心室，运送的是动脉血；肺循环的动脉发自右心室，运送的是静脉血。

体循环的动脉及其各级分支分别营养到达部位附近的组织或器官。动脉在组织或器官内、外的分布形式不尽相同，与组织或器官的构造、功能及发育过程等有着密切的关系。

### 一、肺循环的动脉

肺动脉干短而粗，从右心室发出后，向左上斜行于升主动脉前面，至主动脉弓下方分为左、右肺动脉。左肺动脉相对短、细，在肺门处分为 2 支，分别进入左肺上、下叶；右肺动脉相对粗、长，通常在肺门处分为 3 支，分别进入右肺上、中、下叶。肺动脉在肺内不断分支，并随支气管的分支而分布，最后分支形成肺泡壁毛细血管。

在肺动脉干分叉处的稍左侧，肺动脉与主动脉弓下缘之间，有一短的纤维束，称为动脉韧带（动脉导管索）。动脉韧带是胚胎时期动脉导管闭锁后的遗迹。动脉导管出生后不久即闭锁，如果出生 6 个月后仍未闭锁，则称动脉导管未闭，是一种常见的先天性心脏病。

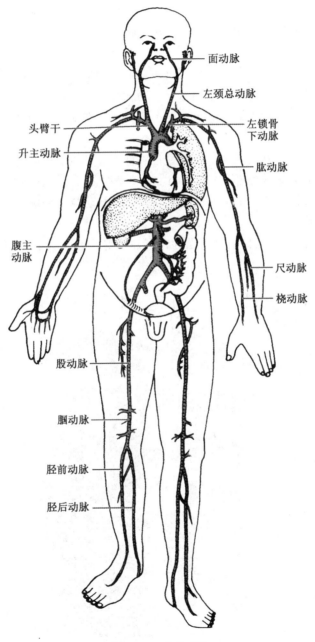

图 4-14　全身动脉

## 二、体循环的动脉

主动脉是体循环动脉的主干,自左心室发出后先向右上,继而呈弓状转向左后,并下行到第4胸椎椎体左侧,然后沿脊柱前方降至第12胸椎处,穿过膈的主动脉裂孔,达第4腰椎椎体左前方分为左、右髂总动脉。主动脉按行程可分为3段,即升主动脉、主动脉弓和降主动脉。降主动脉又以膈为界分为胸主动脉和腹主动脉(图4-14,图4-15,图4-16)。

### (一)升主动脉

升主动脉长约5 cm,起于左心室的主动脉口,向右前上升至右第2胸肋关节后方,续于主动脉弓。升主动脉起始部发出左、右冠状动脉。

### (二)主动脉弓

主动脉弓是升主动脉的直接延续,起自右侧第2胸肋关节后方,呈弓形向左后方弯曲,于第4胸椎椎体左侧移行为降主动脉。主动脉弓的凸侧从右向左发出头臂干、左颈总动脉和左锁骨下动脉。头臂干为一短干,向右上斜行至右胸锁关节后方分为右颈总动脉和右锁骨下动脉(图4-15)。

颈总动脉是头颈部动脉的主干,右侧起自头臂干,左侧直接起自主动脉弓。左、右颈总动脉经胸锁关节后方进入颈部,沿气管和食管外侧上行,约在甲状软骨上缘平面分为颈外动脉和颈内动脉(图4-17)。在颈总动脉分叉处有颈动脉窦和颈动脉小球,分别是压力感受器和化学感受器。

1. **颈外动脉** 在甲状软骨上缘平面起自颈总动脉,经二腹肌后腹和茎突舌骨肌深面

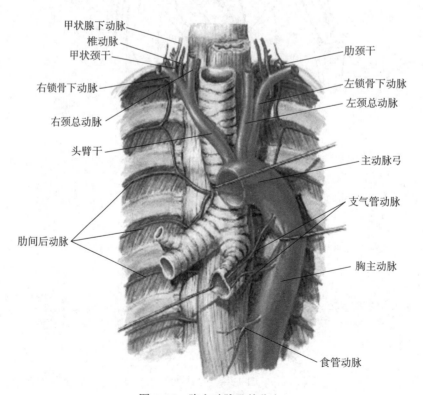

图4-15 胸主动脉及其分支

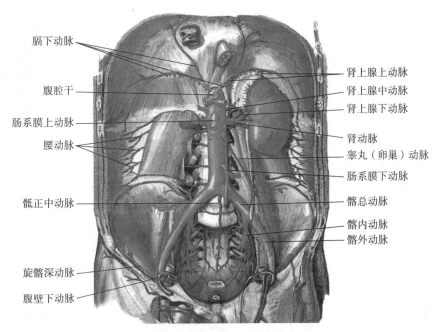

图 4-16 腹主动脉及其分支

上行进入腮腺实质，于下颌颈高度分为颞浅动脉和上颌动脉两个终支。颈外动脉分支分布于甲状腺、咽喉、面部、颅顶及口腔、鼻腔等处。颈外动脉的主要分支如下（图4-17）。

（1）甲状腺上动脉：平舌骨大角下方起于颈外动脉，行向前下方，分支分布于甲状腺上部和喉。

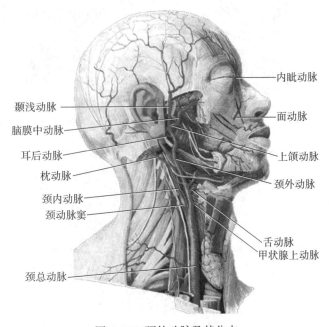

图 4-17 颈外动脉及其分支

（2）面动脉：平下颌角高度由颈外动脉发出，经下颌下腺深面，绕下颌骨下缘到面部。面动脉分布于腭扁桃体、下颌下腺和面部浅层结构等处。面动脉在咬肌止点前缘绕过下颌骨下缘，位置表浅，活体易于触摸到动脉搏动，可用于压迫止血（图4-18）。

（3）颞浅动脉：在外耳门前方穿过腮腺上行至颞部。颞浅动脉分布于颞部、颅顶部的软组织和腮腺。在耳屏前方、颧弓的根部，颞浅动脉位置表浅，在活体易于触及动脉搏动，颞部出血时可压迫此处止血。

（4）上颌动脉：经下颌支内面进入颞下窝，沿途发出分支分布于硬脑膜、颞下颌关节、外耳道、鼓室、腭、咀嚼肌、上颌骨等。脑膜中动脉是上颌动脉分支之一，它经棘孔进入颅腔，分布于颅骨和硬脑膜。

2. 颈内动脉  在甲状软骨上缘平面起于颈总动脉，经颈动脉管入颅腔。颈内动脉在颈部无分支（详见第六章第二节中枢神经系统）。

3. 锁骨下动脉  右侧起自头臂干，左侧直接起自主动脉弓。锁骨下动脉从胸锁关节后方，斜向外至颈根部，穿斜角肌间隙至第1肋外侧缘移行为腋动脉（图4-19）。锁骨下动脉的主要分支如下（图4-20）。

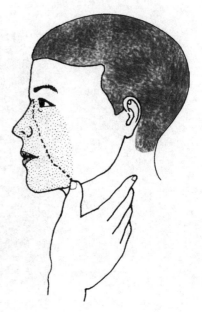

图4-18  面动脉的压迫止血点

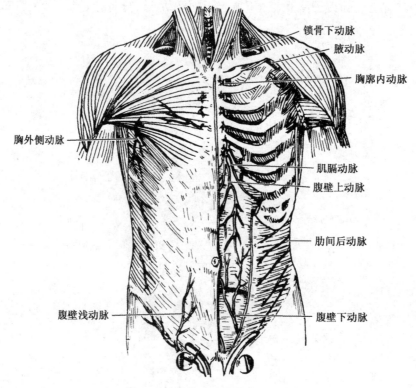

图4-19  胸前壁和腹前壁的动脉

（1）椎动脉：向上穿第6到第1颈椎横突孔，经枕骨大孔进入颅腔，分布于脑和脊髓。

（2）胸廓内动脉：在胸壁内面向下直行，分支分布于胸前壁、心包和膈等处。胸廓内动脉较大的终支为腹壁上动脉，分布于腹直肌。

（3）甲状颈干：在椎动脉外侧，粗而短。起始后随即分为甲状腺下动脉、肩胛上动脉等数支，分布于甲状腺、喉、气管、食管及颈、肩、背等处。

4. 腋动脉　是锁骨下动脉的直接延续，行于腋窝的深部，至大圆肌下缘移行为肱动脉。腋动脉的主要分支胸肩峰动脉、胸外侧动脉和肩胛下动脉分布于肩关节区、胸肌区、背阔肌区、前锯肌区等（图4-21）。

5. 肱动脉　是腋动脉的延续，沿肱二头肌的内侧缘向下与正中神经伴行，至肘窝中点、约平桡骨颈高度分为桡动脉和尺动脉。肱动脉最主要的分支是肱深动脉，伴桡神经走

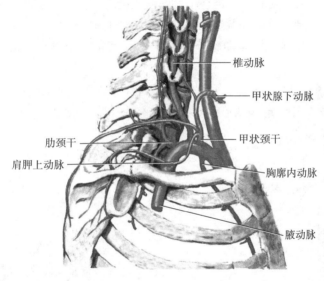

图 4-20　锁骨下动脉及其分支

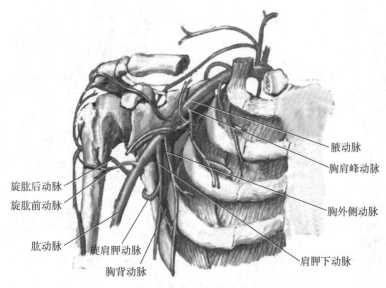

图 4-21　腋动脉及其分支

行于桡神经沟内,分支营养肱三头肌和肱骨,终支参与肘关节网的组成(图4-22)。

6.桡动脉 自肱动脉分出后,行于前臂前面的桡侧。桡动脉近侧约2/3被肌覆盖,远侧约1/3位于肌腱之间,位置表浅,在此处可触摸到桡动脉的搏动,是临床触摸脉搏的部位。桡动脉的终支与尺动脉的掌深支吻合,在手掌部形成掌深弓。桡动脉的分支分布于前臂诸肌、拇指、示指及肘关节、腕关节等处(图4-22,图4-23)。

7.尺动脉 自肱动脉分出后,下行于尺侧腕屈肌与指浅屈肌之间,其末端与桡动脉的掌浅支吻合形成掌浅弓。尺动脉的分支分布于前臂诸肌,第3~5指及手部深层结构(图4-22,图4-23)。主要分支是骨间总动脉,骨间总动脉为一短干,在前臂骨间膜上缘分为骨间前动脉和骨间后动脉,分别营养前臂前肌群和前臂后肌群。

桡、尺动脉的终支和远端分支吻合成掌浅弓和掌深弓。掌浅弓位于手掌中部、掌腱膜深面,弓凸向远侧,由尺动脉末端与桡动脉掌浅支吻合形成。自掌浅弓的凸侧发出3支指掌侧总动脉和1支小指尺掌侧动脉。指掌侧总动脉下行到掌指关节附近,各支又再分为2支指掌侧固有动脉。指掌侧固有动脉分布于第2~5指的相对缘。小指尺掌侧动脉分布于

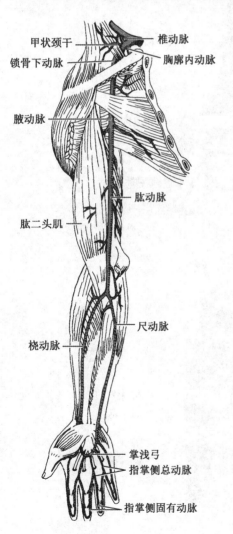

图4-22 上肢的动脉

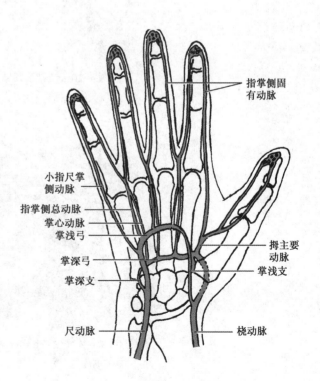

图4-23 掌浅弓与掌深弓

小指掌面的尺侧缘。掌深弓位于指深屈肌腱深面，由桡动脉末端与尺动脉的掌深支吻合形成。掌深弓居掌浅弓近侧（约平腕关节高度）。从弓的凸侧发出3支掌心动脉，行至掌指关节附近，分别与相应的指掌侧总动脉吻合（图4-23）。

（三）胸主动脉

胸主动脉是胸部的动脉主干，在第4胸椎椎体左侧续自主动脉弓。胸主动脉最初沿脊柱左侧下行，逐渐向其前方，降至第12胸椎高度穿过膈主动脉裂孔，移行为腹主动脉。胸主动脉的分支有壁支和脏支两种。壁支有肋间后动脉、肋下动脉和膈上动脉，各自分布于胸壁和腹壁的皮肤、肌肉等处。脏支细小，主要有：①支气管支（支气管动脉），沿支气管后面入肺，营养支气管和肺。②食管支（食管动脉），有数支，分布于食管胸段。③心包支（图4-15，图4-24）。

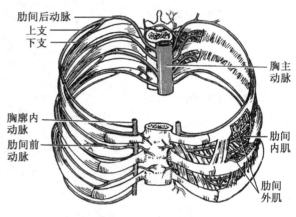

图4-24 胸壁的动脉

（四）腹主动脉

腹主动脉在膈主动脉裂孔处续自胸主动脉，是腹部的动脉主干，沿脊柱前方下降至第4腰椎椎体左前方分为左、右髂总动脉。腹主动脉右侧有下腔静脉，前方有胰、十二指肠水平部和肠系膜根部。腹主动脉有壁支和脏支分布于腹后壁、腹腔脏器及生殖器等处。

1. 壁支（图4-16）

（1）膈下动脉：左右各一，起自腹主动脉上端，分布于膈和肾上腺。

（2）腰动脉：有4对，起于腹主动脉的后壁，向外横越第1~4腰椎进入腹后壁肌的深面，分布于腹后壁、背部肌和脊髓等处。

2. 脏支　分为成对脏支和不成对脏支。不成对脏支有腹腔干、肠系膜上动脉和肠系膜下动脉，成对脏支有肾上腺中动脉、肾动脉和睾丸动脉（女性为卵巢动脉）。

（1）腹腔干：为一短干，长约1 cm，在主动脉裂孔稍下方，起自腹主动脉前壁，随即分为胃左动脉、肝总动脉和脾动脉（图4-25，图4-26）。胃左动脉较细，由腹腔干分出后，向左上方斜行达贲门，然后急转向右，沿胃小弯行于小网膜两层之间，并与胃右动脉相吻合，其分支分布于食管腹部、贲门及胃小弯附近的胃壁。肝总动脉自腹腔干分出后，向右行至十二指肠上部的上缘，进入肝十二指肠韧带，分为：①肝固有动脉，经肝十二指肠韧带上行到肝门附近分为左、右两支，分别进入肝的左叶和右叶，从右支还发出胆囊动脉，分布于胆囊的上、下面，此外，肝固有动脉在起始处附近还发出胃右动脉，分布于胃小弯右侧半的胃壁。②胃十二指肠动脉，经十二指肠上部后方，至胃幽门下缘分为胃网膜右动脉和胰十二指肠上动脉，分布于胃大弯右侧半的胃壁、胰、十二指肠。脾动脉是3支中最粗大的，沿胰的上缘向左行至脾门处，分为数支入脾。脾动脉的主要分支是胃网膜左动脉。脾动脉沿途分布于胰、胃底、胃大弯左侧半的胃壁等处。

（2）肠系膜上动脉：在腹腔干稍下方约平第1腰椎的高度起自腹主动脉，经胰头下缘与十二指肠下部之间进入肠系膜根，斜向右髂窝。肠系膜上动脉分支分布于胰、十二指肠以下至

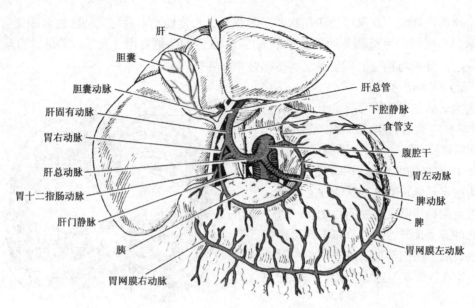

图 4-25 腹腔干及其分支（胃前面）

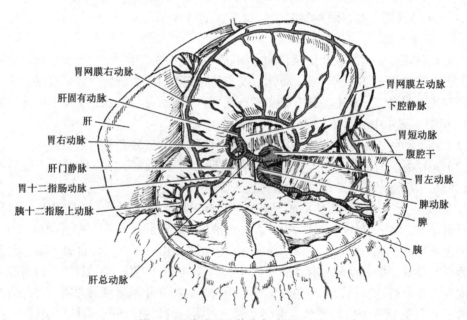

图 4-26 腹腔干及其分支（胃后面）

横结肠的消化管（图4-27）。主要分支有：①空肠动脉和回肠动脉，共15～20支，在肠系膜内反复分支并相互吻合形成血管弓，空肠血管弓为1～2级，回肠血管弓可达3～4级，再由血管弓发出小支进入空肠和回肠的肠壁。②回结肠动脉，是肠系膜上动脉的终末支，行向右下方，分布于回肠末段、盲肠、阑尾、升结肠的起始部，到阑尾的分支称阑尾动脉，在回肠末端后方进入阑尾系膜内，沿系膜游离缘走行，分支营养阑尾。③右结肠动脉，在回结肠动脉上方，发自肠系膜上动脉，分布于升结肠，并与回结肠动脉、中结肠动脉相吻合。④中结肠动脉，在右结肠动脉上方，行于横结肠系膜内，并与右结肠动脉、左结肠动脉相吻合。

（3）肠系膜下动脉：于第3腰椎平面发自腹主动脉前壁，行向左髂窝，然后降入小骨盆。肠系膜下动脉分布于降结肠、乙状结肠及直肠上部。主要分支有：①左结肠动脉，行向左上，分布到横结肠末端和降结肠。②乙状结肠动脉，有1~3条，斜向左下方，分布于乙状结肠。③直肠上动脉，下降入盆腔，分布于直肠上部（图4-28）。

（4）肾动脉：较粗大，平第1~2腰椎椎间盘的高度，起于腹主动脉，分数支经肾门入肾。肾动脉在入肾门前还发一小支至肾上腺（图4-16）。

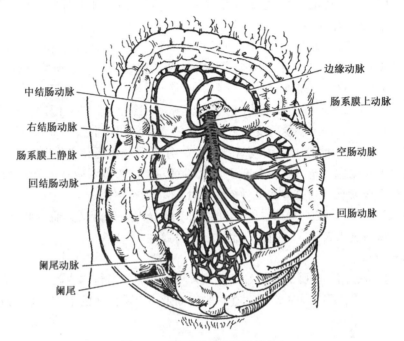

图4-27 肠系膜上动脉及其分支

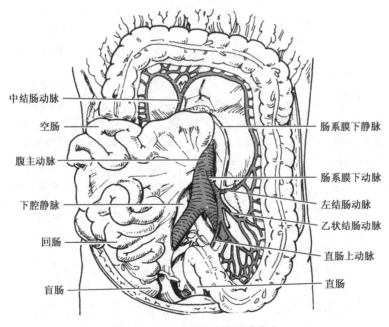

图4-28 肠系膜下动脉及其分支

（5）睾丸动脉：在肾动脉起始处稍下方，细而长，沿腰大肌前面斜向外下方，经腹股沟管至阴囊，分布于睾丸和附睾（图4-16）。在女性，相对应的动脉称为卵巢动脉，至小骨盆上缘进入卵巢悬韧带内，分布于卵巢和部分输卵管。

（五）髂总动脉

髂总动脉由腹主动脉分出，斜向外下方，于骶髂关节处分为髂内动脉和髂外动脉。

1. 髂内动脉　短而粗，是盆部的动脉主干，下行进入盆腔后，分为脏支和壁支（图4-29，图4-30，图4-31）。

（1）脏支：①直肠下动脉，分布于直肠和肛提肌。②子宫动脉，由髂内动脉发出后，沿盆腔侧壁走向内下方，进入子宫阔韧带底部的两层腹膜之间，在子宫颈的外侧约2 cm处跨过输尿管前面，循子宫侧缘迂曲上行至子宫底，沿途分支营养阴道、子宫、输卵管和卵巢。③阴部内动脉，穿梨状肌下孔出盆腔，经坐骨小孔达坐骨肛门窝，在此发出肛动脉、会阴动脉和阴茎（蒂）动脉等支，分布于肛门、会阴和外生殖器。

（2）壁支：①闭孔动脉，经闭膜管出盆腔，分支营养附近诸肌和髋关节。②臀上动脉，经梨状肌上孔出盆腔至臀部，分布于臀肌和髋关节。③臀下动脉，经梨状肌下孔出盆腔，分支分布于臀大肌、髋关节和坐骨神经等处。

2. 髂外动脉　是下肢的动脉主干，自髂总动脉分出后，沿腰大肌内侧下行，经腹股沟韧带中点的深面进入大腿，移行为股动脉（图4-29，图4-30）。

3. 下肢的动脉

（1）股动脉：是髂外动脉的直接延续，从大腿的前面逐渐行向内侧，并于大腿的下1/3处转向后，进入腘窝，移行为腘动脉。在腹股沟韧带中点稍内侧的下方，股动脉位置表浅，

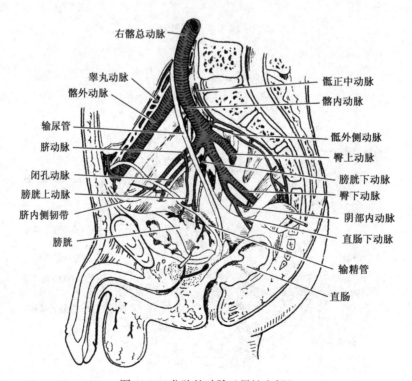

图4-29　盆腔的动脉（男性右侧）

## 第三节 动 脉

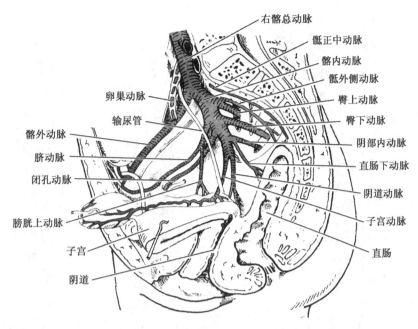

图4-30 盆腔的动脉（女性右侧）

活体可触及其搏动，当下肢出血时，可在此处将股动脉压向耻骨上支进行压迫止血。股动脉的主要分支是股深动脉。股动脉分布于大腿诸肌及髋关节（图4-32）。

（2）腘动脉：是股动脉的直接延续，位于腘窝内，位置较深，发出数条关节支和肌支，分布于膝关节及附近的肌肉。腘动脉在腘窝下部分为胫前动脉和胫后动脉（图4-31，图4-33）。

（3）胫后动脉：是腘动脉的直接延续，在小腿后面浅、深肌层之间下行，至内踝后方进入足底，分为足底内侧动脉和足底外侧动脉。胫后动脉分布于小腿后肌群、外侧肌群及足底（图4-33）。

（4）胫前动脉：约平对胫骨粗隆高度发自腘动脉，穿小腿骨间膜至小腿前面，在小腿前肌群之间下降，至距小腿关节前

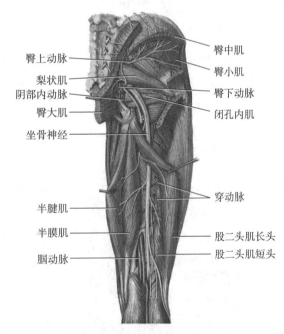

图4-31 臀部和大腿后部的动脉

方移行为足背动脉。胫前动脉分布于小腿前面及足背的肌肉（图4-33）。

（5）足背动脉：是胫前动脉在距小腿关节前方的直接延续，经𧿹长伸肌腱与趾长伸肌腱之间前行，分支分布于足背、足趾等处，发出分支到足底，与足底外侧动脉吻合形成足底动脉弓（图4-34）。在距小腿关节前方，𧿹长伸肌与趾长伸肌之间，足背动脉位置表浅，可触及其搏动，当足部出血时，可在此处向深部压迫足背动脉进行止血。

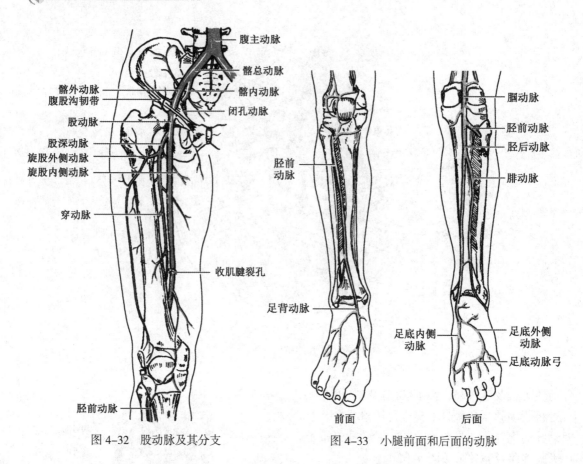

图 4-32 股动脉及其分支　　图 4-33 小腿前面和后面的动脉

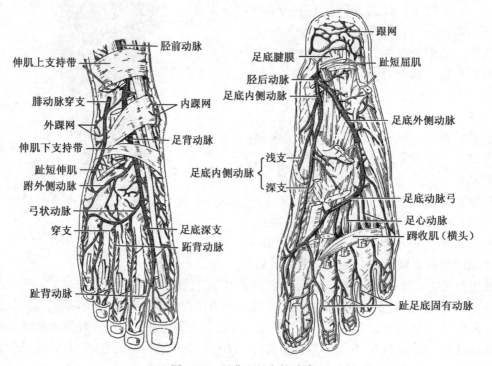

图 4-34 足背和足底的动脉

## 第四节 静 脉

静脉是输送血液回心的血管。静脉起于毛细血管的静脉端，终止于心房。血液流经动脉、毛细血管至静脉时血压已经很低，并且多数静脉位于心脏平面以下，为保证回心血量与动脉输出血量的平衡，静脉在配布及结构上有着与动脉不同的特点：①体循环的静脉可分为浅静脉（皮下静脉）和深静脉。浅静脉位于浅筋膜内，数量多，无动脉伴行，位置表浅，故临床上常经浅静脉向体内输液或注入药物等。深静脉多与动脉伴行，其名称及分布范围与伴行的动脉相同。②有静脉瓣。静脉瓣是静脉内膜形成的半月形的袋状皱襞，袋口呈向心方向，多成对存在（图4-35）。当血液向心流动时，瓣膜被挤压而贴于管壁内面；反之，即被血液充盈而使管腔暂时闭锁，以防止血液逆流。身体各部静脉瓣的数量不尽相同，四肢最多，下肢多于上肢，小静脉和较大的静脉干则很少有静脉瓣。③属支较多，吻合丰富，管壁薄，管腔大，血液流速较慢。此外还有结构特殊的板障静脉和硬脑膜窦。板障静脉位于板障内，壁薄、无瓣膜，借导血管与头皮静脉、硬脑膜窦相通（图4-36）。硬脑膜窦位于颅内，无平滑肌和静脉瓣，外伤出血时止血困难。

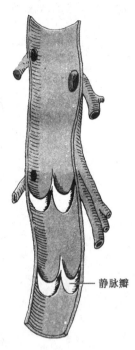

图 4-35 静脉瓣

### 一、肺循环的静脉

肺静脉起于肺泡壁毛细血管网，由小到大逐级汇合，最后形成左、右各2条肺静脉，即左上肺静脉、左下肺静脉和右上肺静脉、右下肺静脉。肺静脉出肺门后，注入左心房。肺静脉输送的是动脉血，有别于体循环的静脉。

### 二、体循环的静脉

体循环的静脉分为心静脉系（见本章第二节心的血管）、上腔静脉系和下腔静脉系。

图 4-36 板障静脉

#### （一）上腔静脉系

上腔静脉系由上腔静脉及其属支组成，收纳头颈部、上肢和胸部（除心和肺以外）的静脉血。上腔静脉位于胸腔内，由左、右头臂静脉在右侧第1肋软骨与胸骨结合处的后方汇合而成，沿升主动脉的右缘垂直下降，注入右心房。

头臂静脉又称无名静脉，由颈内静脉和锁骨下静脉在胸锁关节后方汇合而成，在汇合处所形成的夹角称为静脉角，是右淋巴导管或胸导管的汇入部位。

1. 头颈部的静脉　分浅静脉和深静脉，浅静脉有面静脉、颞浅静脉和颈外静脉等，深静脉包括颅内静脉、颈内静脉和锁骨下静脉等（图4-37）。

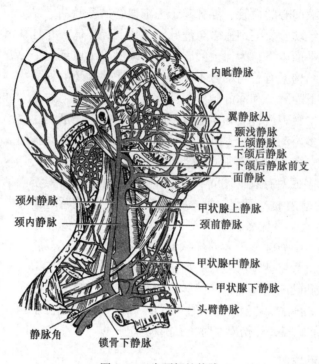

图4-37　头颈部的静脉

（1）面静脉：起自内眦静脉，在面动脉的后方降至下颌角下方，跨过颈内、外动脉浅面注入颈内静脉。面静脉通过眼上静脉、眼下静脉与颅内的海绵窦相交通。由于面静脉在口角以上缺乏静脉瓣，故当面部发生化脓性感染时，若处理不当（如挤压），血液可发生逆流，导致颅内感染，因此通常将鼻根至两侧口角的三角区称为"危险三角"。

（2）下颌后静脉：由颞浅静脉和上颌静脉在腮腺内汇合而成，下行至腮腺下端分为前、后2支，前支汇入面静脉，后支延续为颈外静脉。下颌后静脉收集面侧区和颞区的静脉血。

（3）颈外静脉：是颈部最粗大的浅静脉，由下颌后静脉的后支与耳后静脉、枕静脉汇合而成，沿胸锁乳突肌的浅面下行，于锁骨上方穿深筋膜注入锁骨下静脉或静脉角。颈外静脉主要收纳头颈部浅层结构的静脉血。正常人站立或坐位，该静脉不显现。当患心脏疾病或上腔静脉阻塞而引起回流不畅时，在体表可见颈外静脉充盈，称颈静脉怒张。

（4）颈内静脉：在颅底颈静脉孔处续于乙状窦，与颈内动脉、颈总动脉共同行于颈动脉鞘内，至胸锁关节后方与锁骨下静脉汇合形成头臂静脉。颈内静脉颅内属支主要收纳头、颈深部结构及脑、脑膜和眼等处的静脉血，颅外属支包括面静脉、舌静脉、甲状腺上静脉等。

（5）锁骨下静脉：位于颈根部，是腋静脉的直接延续，在胸锁关节后方与颈内静脉汇合形成头臂静脉。锁骨下静脉的主要属支为腋静脉和颈外静脉。临床上可行锁骨下静脉导管留置术。

2. 上肢的静脉　分为上肢浅静脉和上肢深静脉。浅静脉位于浅筋膜内，不与动脉伴行。深静脉与同名动脉伴行。浅静脉与深静脉存在广泛的吻合，二者均有静脉瓣，且深静脉比浅静脉多。

（1）上肢浅静脉：包括头静脉、贵要静脉和肘正中静脉及其属支。头静脉起于手背静脉网的桡侧，在上肢外侧上行，经胸大肌与三角肌之间，穿深筋膜，注入锁骨下静脉或腋静脉；贵要静脉起于手背静脉网的尺侧，向上行于前臂内侧，于臂中部穿深筋膜注入肱静脉，或者伴肱静脉注入腋静脉；肘正中静脉位于肘窝部，是连接头静脉和贵要静脉的一条短干，此静脉变异多、形式不恒定（图4-38）。上肢浅静脉是临床上抽血或静脉给药的常用部位。

（2）上肢深静脉：与同名动脉伴行。因上肢的静脉血主要经浅静脉回流，故深静脉较细。两条肱静脉汇合成腋静脉，收纳上肢深静脉和浅静脉全部回流血液。

3. 胸部的静脉　分布于胸部的静脉主要有头臂静脉、上腔静脉、奇静脉及其属支（图4-39）。

（1）奇静脉：位于胸腔内，起自右腰升静脉，沿脊柱胸段下份的右侧上行，约在第4胸椎高度注入上腔静脉。奇静脉主要收纳来自右侧肋间后静脉、食管静脉、支气管静脉及半奇静脉的血液。

（2）半奇静脉：起自左腰升静脉，收集左侧下部肋间后静脉、副半奇静脉和食管静脉

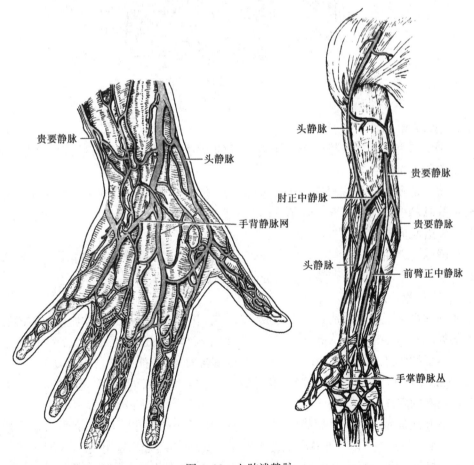

图4-38　上肢浅静脉

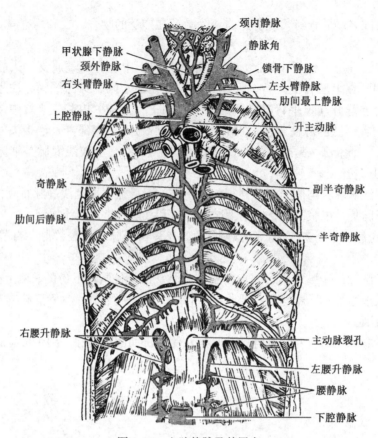

图 4-39 上腔静脉及其属支

的血液，注入奇静脉。

（3）副半奇静脉：在胸椎左侧、半奇静脉的上方，收集左侧上部肋间后静脉的血液，注入半奇静脉或奇静脉。

（4）脊柱静脉：椎管内外有丰富的静脉丛，依其部位可分为椎内静脉丛和椎外静脉丛。椎内静脉丛位于硬膜外隙，收集脊髓及椎骨的血液；椎外静脉丛分布于脊柱周围，收集椎骨及邻近肌肉的血液（图 4-40）。

脊柱静脉自上而下分别与颅内硬脑膜窦、椎静脉、肋间后静脉、腰静脉及盆腔静脉吻合，是沟通上、下腔静脉系和颅内、外静脉的途径之一。

（二）下腔静脉系

下腔静脉系由下腔静脉及其属支组成，收集膈以下的下半身的静脉血。下腔静脉是人体最大的静脉，由左、右髂总静脉在第 4 或 5 腰椎椎体的右前方汇合而成，沿腹主动脉右侧上行，经肝的腔静脉沟，穿膈的腔静脉孔进入胸腔，注入右心房（图 4-41）。

1. 下肢的静脉　分为下肢浅静脉和下肢深静脉，二者之间存在广泛的吻合，下肢的静脉瓣比上肢的多。

（1）下肢浅静脉：包括大隐静脉和小隐静脉及其属支（图 4-42）。趾背静脉合成足背静脉弓，横位于足背皮下，两端沿足的侧缘上行，外侧续于小隐静脉，内侧续于大隐静脉。大隐静脉起自足背静脉弓内侧，经内踝前方、小腿内侧及大腿前内侧上行，于耻骨结

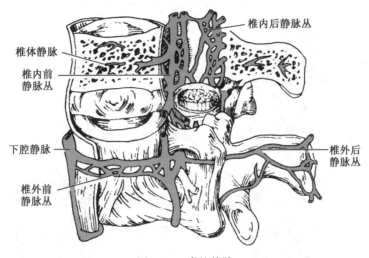

图 4-40　脊柱静脉

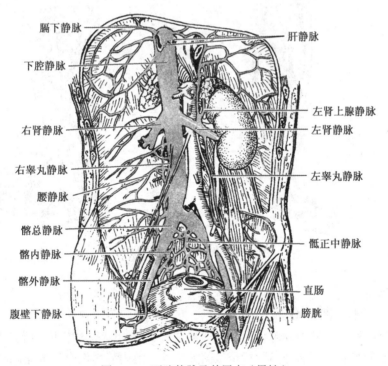

图 4-41　下腔静脉及其属支（男性）

节外下方 3～4 cm 处穿隐静脉裂孔注入股静脉。小隐静脉起自足背静脉弓外侧，经外踝后方，沿小腿后面中央上升至腘窝，并于此处穿筋膜注入腘静脉。大隐静脉和小隐静脉均为下肢静脉曲张的好发部位。

（2）下肢深静脉：足和小腿的深静脉与同名动脉伴行，均为两条，如胫前静脉与胫前动脉伴行，胫后静脉与胫后动脉伴行。胫前静脉和胫后静脉于腘窝处汇合形成一条腘静脉。腘静脉穿收肌腱裂孔移行为股静脉，并逐渐行至股前内侧。股静脉于腹股沟韧带深面

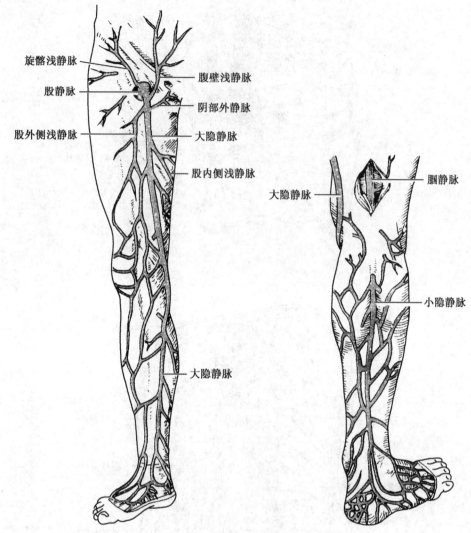

图 4-42 大隐静脉和小隐静脉

延续为髂外静脉。

2. 盆部的静脉（图 4-43）

（1）髂外静脉：与髂外动脉伴行，是股静脉的直接延续，收集下肢所有浅静脉、深静脉和部分腹壁的静脉血。髂外静脉行至骶髂关节处与髂内静脉汇合形成髂总静脉。

（2）髂内静脉：由盆部静脉合成，伴行于髂内动脉的后内侧，至骶髂关节前方与髂外静脉汇合形成髂总静脉。髂内静脉的属支分为壁支和脏支。壁支收集同名动脉分布区的静脉血；脏支也是同名动脉的伴行支，但各静脉均在盆腔脏器内或脏器周围形成发达的静脉丛，其中直肠静脉丛较为重要。直肠静脉丛发出直肠上静脉和直肠下静脉，前者注入肠系膜上静脉，后者注入髂内静脉。肛管的静脉与直肠静脉丛的下部汇合成肛静脉，经阴部内静脉注入髂内静脉。

（3）髂总静脉：左右各一，短且粗，在骶髂关节前方由髂内静脉和髂外静脉汇合而成。左、右髂总静脉均向内上斜行，约于第 5 腰椎水平汇合形成下腔静脉。髂总静脉收纳

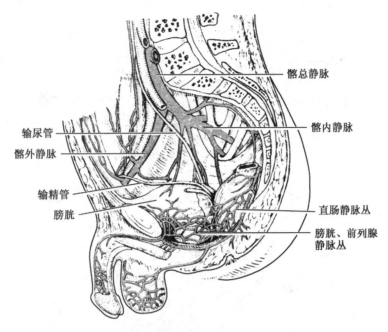

图 4-43　盆部的静脉（男性，右侧）

同名动脉分布区域的静脉血。

3. 腹部的静脉

（1）下腔静脉：下腔静脉在腹部的属支分为壁支和脏支两种（图 4-41）。

1）腰静脉：有 4 对，直接注入下腔静脉。各腰静脉之间有纵支相连，称腰升静脉。

2）睾丸静脉：起自睾丸和附睾，初始有数条，呈蔓状缠绕睾丸动脉，形成蔓状静脉丛。蔓状静脉丛上行过程中逐渐合并，最后合为一干，右侧直接注入下腔静脉，左侧注入肾静脉。在女性为卵巢静脉，其回流途径与男性相同。

3）肾静脉：左右各一，经肾动脉前方，横行向内侧注入下腔静脉。

4）肝静脉：有 3 条，分别称为肝左、肝中、肝右静脉，在腔静脉沟处注入下腔静脉。

5）肾上腺静脉：左右各一，左侧的注入左肾静脉，右侧的直接注入下腔静脉。

（2）肝门静脉系：由肝门静脉及其属支共同组成。肝门静脉为一短而粗的静脉干，长 6~8 cm，通常由肠系膜上静脉和脾静脉在胰头与胰颈交界处的后方汇合而成，经肝十二指肠韧带至肝门，分 2 支进入肝左、右叶，在肝内像动脉一样反复分支，最后汇入肝血窦。肝门静脉的特点是：①肝门静脉及其属支无功能性的静脉瓣。②肝门静脉一端起于毛细血管，另一端终止于肝血窦。鉴于以上特点，肝内或肝外的门静脉回流受阻都可导致血液逆流，引起门静脉高压。

1）肝门静脉的属支（图 4-44）。①肠系膜上静脉：在肠系膜内与同名动脉伴行，至胰后方与脾静脉汇合形成肝门静脉。②脾静脉：起自脾门，沿胰后面右行，与肠系膜上静脉汇合形成肝门静脉。③肠系膜下静脉：起自降结肠、乙状结肠及直肠，多数汇入脾静脉。④胃左静脉：沿胃小弯右行，汇入肝门静脉。⑤胃右静脉：右行汇入肝门静脉。⑥胆囊静脉：起自胆囊，汇入肝门静脉或其右支。⑦附脐静脉：起自脐周静脉网，沿肝圆韧带行进，汇入肝门静脉左支。

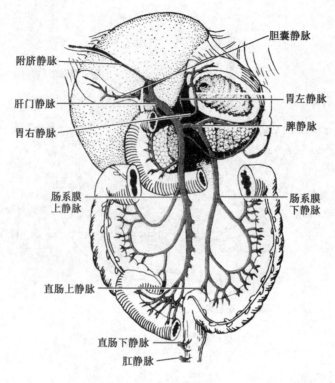

图 4-44 肝门静脉的属支

2）肝门静脉系与上、下腔静脉系的吻合：肝门静脉系与上、下腔静脉系之间存在着广泛的吻合，主要有 3 处（图 4-45）。①食管静脉丛：胃左静脉的食管静脉通过食管静脉丛与奇静脉的食管静脉相吻合。②直肠静脉丛：肠系膜下静脉经直肠静脉丛与下腔静脉系的直肠下静脉和肛静脉相吻合（图 4-46）。③脐周静脉网：附脐静脉经脐周静脉网，在深层与腹壁上静脉（上腔静脉系）和腹壁下静脉（下腔静脉系）相吻合，在浅层与胸腹壁静脉（上腔静脉系）和腹壁浅静脉（下腔静脉系）相吻合。

正常情况下，肝门静脉系与上、下腔静脉系之间的吻合支细小，血流量少，各属支分别将血液引流至其所属的静脉系。当肝门静脉回流受阻时（如肝硬化、胰头肿瘤等），肝门静脉系的部分血液则通过上述静脉丛建立侧支循环，经上腔静脉和下腔静脉回流入心。由于血流量增多，可造成吻合部位的细小静脉变得粗大、弯曲，形成静脉曲张：①食管静脉丛曲张，若破裂，则可出现呕血。②直肠静脉丛曲张，若破裂，则可出现便血。③脐周静脉网出现以脐为中心的、呈放射状的静脉曲张，在临床上称"海蛇头"，是肝门静脉回流受阻的体征之一。

## 第五节 淋 巴

### 一、概述

淋巴系统是单向的淋巴回流系统，由淋巴管道、淋巴器官和淋巴组织构成。血液经动

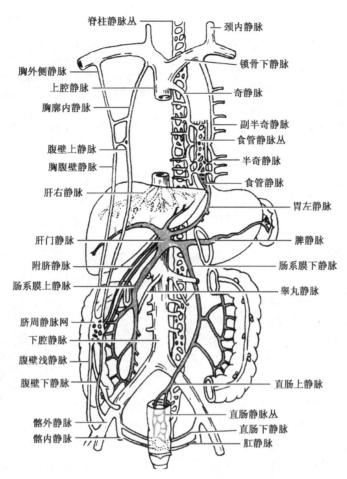

图 4-45　肝门静脉系与上、下腔静脉系的吻合

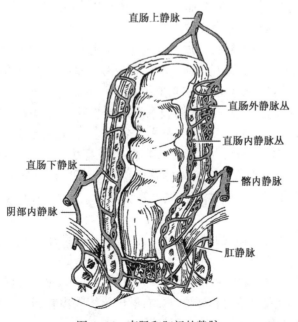

图 4-46　直肠和肛门的静脉

脉运行到毛细血管动脉端时,其中一部分血浆成分从毛细血管渗出,进入组织间隙形成组织液。组织液在组织间隙内与细胞进行物质交换后,大部分组织液在毛细血管静脉端被吸收进入静脉,小部分含水及大分子物质的组织液进入毛细淋巴管成为淋巴。淋巴沿各级淋巴管道向心流动,最后汇入静脉(图4-47,图4-48)。因此,淋巴管道通常被视为静脉的辅助结构。淋巴器官具有造血、过滤淋巴、参加机体免疫等功能,是人体重要的防御结构。

（一）淋巴管道

1. 毛细淋巴管　是淋巴管道的起始部分,以膨大的盲端起于组织间隙,彼此吻合成网。目前认为,除中枢神经、软骨、骨髓、牙釉质等处以外,毛细淋巴管几乎遍布全身。毛细淋巴管的结构类似毛细血管,但具有更大的通透性,因此组织液中的某些大分子物质(如蛋白质等)、癌细胞和细菌不能进入毛细血管,却能透过毛细淋巴管。

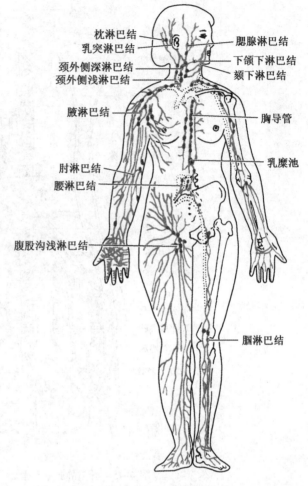

图4-47　全身淋巴管和淋巴结

2. 淋巴管　由毛细淋巴管汇合而成。根据淋巴管的位置不同,分为浅淋巴管和深淋巴管两种。浅淋巴管行于皮下,多与浅静脉伴行;深淋巴管则多与深部血管伴行。浅、深淋巴管之间有小支相互交通。淋巴管内有大量向心方向的瓣膜,以防止淋巴逆流。瓣膜附近的管腔略扩张呈窦状,使充盈的淋巴管外观呈串珠状。因淋巴流速较慢(约为静脉血流速的1/10),故淋巴管内的瓣膜数量远比静脉的瓣膜多,有助于淋巴回流。此外,淋巴管在向心行程中,通常要穿过一个或多个淋巴结,这有别于其他的淋巴管道。

3. 淋巴干　全身各部的浅、深淋巴管在向心行程中,经过一系列的淋巴结,最后一群淋巴结的输出管汇合形成较大的淋巴管道,称为淋巴干。全身共有9条淋巴干,即左、右颈干,左、右锁骨下干,左、右支气管纵隔干,左、右腰干和肠干(图4-48,图4-49)。

4. 淋巴导管　是全身最大的淋巴管道,有2条,分别注入左、右静脉角(图4-49,图4-50)。

（1）右淋巴导管:位于右颈根部,为一短干,长约1.5 cm,由右颈干、右锁骨下干及右支气管纵隔干汇合而成,注入右静脉角。右淋巴导管收集右侧上半身回流的淋巴。有的人3条淋巴干各自汇入颈内静脉或锁骨下静脉。

（2）胸导管：是全身最大的淋巴管道，长30~40 cm，通常在第1腰椎椎体前方由左、右腰干和肠干汇合而成，其起始部稍膨大，称乳糜池。胸导管向上经膈的主动脉裂孔进入胸腔，在食管后方沿脊柱上行，出胸廓上口至颈根部，并呈弓状弯曲注入左静脉角（图4-50）。胸导管沿途接纳左支气管纵隔干、左锁骨下干和左颈干，即整个下半身及左侧上半身的淋巴。胸部外伤若损害胸导管，可引起乳糜胸，在胸膜腔积液中可查到大量淋巴细胞。胸导管阻塞可引起乳糜尿。

（二）淋巴器官

淋巴器官包括淋巴结、脾、胸腺等。

1. 淋巴结 是机体的防御器官之一，可产生淋巴细胞和抗体，并过滤淋巴。淋巴管内的淋巴在回流到静脉之前，绝大部分至少要经过一个淋巴结。淋巴结为大小不等的圆形或椭圆形小体，数

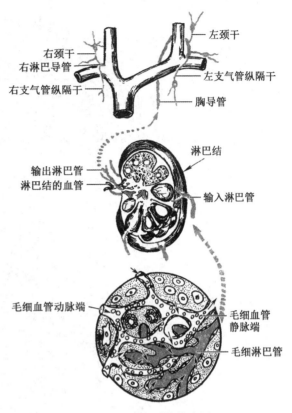

图4-48 淋巴系统模式图

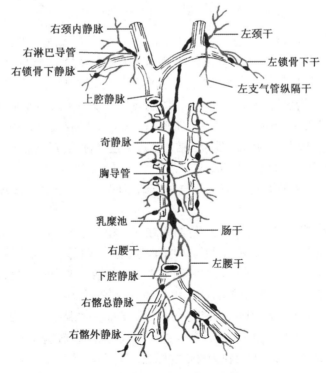

图4-49 淋巴干及淋巴导管

# 第四章 脉管系统

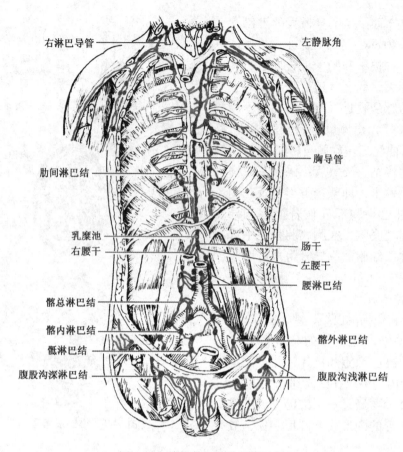

图 4-50 胸导管和腹盆部淋巴结

量多，常聚集成群。淋巴结表面粗糙，一侧圆凸，有数条输入淋巴管穿入；另一侧凹陷，称为门，有血管、神经和 1~2 条输出淋巴管出入（图 4-48）。与淋巴管一样，淋巴结亦可分为浅淋巴结和深淋巴结。浅淋巴结位于浅筋膜内，深淋巴结位于深筋膜的深面。淋巴结配布的特点：①多沿血管分布；②位于人体隐蔽处；③位于人体安全且活动度大的部位（如腋窝、腘窝等处）；④在内脏，多位于器官的门及胸、腹腔大血管周围。引流某个器官或某部位淋巴的第一级淋巴结称局部淋巴结，临床上通常称哨位淋巴结。当局部有病变时，细菌或癌细胞等可经淋巴管侵入相应的局部淋巴结，引起淋巴结肿大。

2. 脾 是人体最大的淋巴器官，但与淋巴结不同，它位于血液循环的经路上，是血液的过滤器。

（1）脾的位置：脾位于左季肋区，胃与膈之间，相当于第 9~11 肋的深面，其长轴恰与第 10 肋平行；正常情况下，在左肋弓下缘不能触及。但是脾的位置可因体位、呼吸及胃的充盈程度而有所变化，平卧比站立时约高 2.5 cm。活体脾为暗红色，质软且脆，故左季肋区受外力打击时易导致脾破裂。

（2）脾的形态：脾呈长椭圆形，分为：①膈面，凸隆，与膈相贴。②脏面，凹陷，近中央处有一沟，是血管、神经出入的门户，称脾门。③前缘，较锐，朝向前上方，前部有 2~3 个凹陷，称脾切迹，脾大时可作为触诊的标志。④下缘，较钝，朝向后下方（图 4-51）。

（3）脾的功能：①造血，在胚胎期可生成各种血细胞，出生后只产生淋巴细胞。②滤

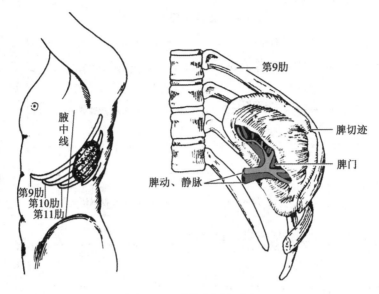

图 4-51 脾的位置和形态

血。③储血。④吞噬死亡和衰老的红细胞，参与机体的免疫应答反应。

3. 胸腺　能产生胸腺素，为T淋巴细胞发育成熟所必需，T淋巴细胞在机体的细胞免疫反应中有着重要的作用。

（1）胸腺的位置：胸腺位于胸膜围成的胸腺区内（上纵隔前部），前方是胸骨柄，后面附于心包和大血管前面，上达胸廓上口。

（2）胸腺的形态：胸腺呈锥体形，分为不对称的左、右两叶，两叶之间由结缔组织相连。在胎儿及幼儿期，胸腺发育最快，至青春期达高峰，以后逐渐萎缩变小，并为脂肪组织所代替。胸腺肿大时，可压迫头臂静脉、主动脉弓和气管，出现发绀和呼吸困难。

（三）淋巴组织

淋巴组织是含有大量淋巴细胞的网状组织，一般分为两类，即弥散淋巴组织和淋巴小结，淋巴小结又称淋巴滤泡。除淋巴器官外，淋巴组织广泛分布于消化管道、呼吸管道、泌尿管道、生殖管道和皮肤等处，构成了抵御外来病菌和异物的第一道屏障。

## 二、人体各部的淋巴结和淋巴引流

人体各部的淋巴结和淋巴引流见表4-1。

（一）头颈部的淋巴结

头部淋巴结大多位于头颈交界处，呈环状排列；颈部淋巴结大多沿颈部的大血管排列。头颈部的淋巴结收纳头颈部浅、深淋巴管的淋巴（图4-52，图4-53）。

1. 头部淋巴结

（1）枕淋巴结：位于枕部皮下，斜方肌起点的表面，收纳枕部和项部的淋巴。

（2）乳突淋巴结：位于胸锁乳突肌止点表面，又称耳后淋巴结，收纳颅顶、颞区和耳郭后面的淋巴。

（3）腮腺淋巴结：在腮腺表面及实质内，收纳额、颞区、耳郭和外耳道及腮腺等处的

表 4-1　全身淋巴回流简表

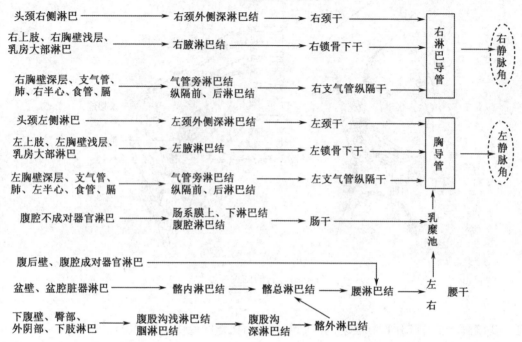

淋巴。

（4）下颌下淋巴结：位于下颌下腺附近，收纳面部及口腔器官的淋巴。

（5）颏下淋巴结：位于颏下三角内，引流颏部、下唇中部及舌尖的淋巴。

上述各组淋巴结的输出淋巴管注入颈外侧淋巴结。

2. 颈部淋巴结

（1）颈外侧浅淋巴结：位于胸锁乳突肌表面，沿颈外静脉排列，收纳颈部浅淋巴管和头部的一部分浅淋巴管的淋巴，其输出淋巴管汇入颈外侧深淋巴结。

（2）颈外侧深淋巴结：沿颈内静脉排列，收纳头、舌、咽、喉、气管、食管等处淋巴管的淋巴，其输出淋巴管汇合形成颈干。颈外侧深淋巴结的一部分沿锁骨下血管排列，称为锁骨上淋巴结。胃癌、食管癌患者，癌细胞可经胸导管再由颈干转移至左锁骨上淋巴结。

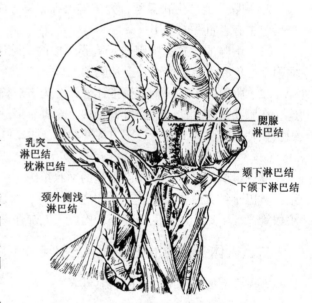

图 4-52　头颈部浅淋巴管和淋巴结

（二）上肢的淋巴结

上肢的浅、深淋巴管分别与浅静脉和深血管伴行，分别注入肘淋巴结或腋淋巴结。

1. 肘淋巴结　位于肱骨内上髁的稍上方，收纳手尺侧半和前臂尺侧半的浅、深淋巴管的淋巴，其输出淋巴管注入腋淋巴结。

2. 腋淋巴结 位于腋窝疏松结缔组织内，沿腋血管排列，有 20~30 个，按部位可分为 5 群（图 4-54）。

（1）外侧淋巴结：沿腋血管远侧段排列，收纳上肢所有浅、深淋巴管的淋巴。

（2）胸肌淋巴结：沿胸外侧血管排列，收纳胸、腹前外侧壁和乳房外侧部的淋巴。在行乳腺癌根治术清除淋巴结时，应保护胸长神经，避免前锯肌瘫痪。

（3）肩胛下淋巴结：位于腋窝的后壁，沿肩胛下血管排列，收纳项部、背部及胸后壁淋巴管的淋巴。行乳腺癌根治术清除淋巴结时，应注意保护胸背神经，避免背阔肌瘫痪。

（4）中央淋巴结：位于腋窝中央的脂肪组织中，接受上述 3 群淋巴结的输出淋巴管。

（5）尖淋巴结：沿腋血管近侧段排列，收纳中央淋巴结的输出淋巴管和乳房上部淋巴管的淋巴，其输出淋巴管汇合形成锁骨下干。

（三）胸部的淋巴结

胸部的淋巴结位于胸壁内和胸腔器官的周围。

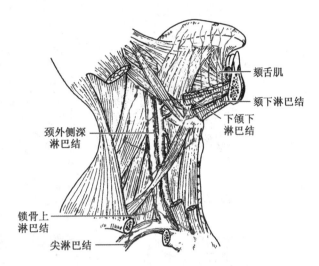

图 4-53 头颈部深淋巴管和淋巴结

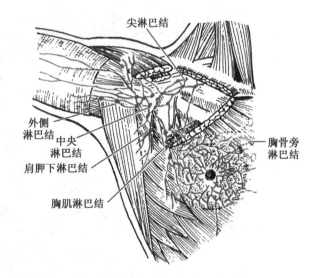

图 4-54 腋淋巴结及乳房的淋巴管

1. 胸壁的淋巴结（图 4-55） 主要有胸骨旁淋巴结、膈上淋巴结及肋间淋巴结。胸骨旁淋巴结沿胸廓内血管排列，引流胸壁、腹前壁、乳房内侧部的淋巴，其输出淋巴管参与形成支气管纵隔干。

2. 胸腔器官的淋巴结（图 4-56）

（1）支气管肺门淋巴结：又称肺门淋巴结，位于肺门处，在肺血管与支气管之间。收纳肺、支气管淋巴管的淋巴，其输出淋巴管注入气管杈周围的气管支气管淋巴结。

（2）气管支气管淋巴结：位于气管杈的周围，其输出淋巴管注入气管旁淋巴结。

（3）气管旁淋巴结：沿气管两侧排列，其输出淋巴管与纵隔淋巴结的输出淋巴管汇合形成左、右支气管纵隔干，右侧注入右淋巴导管，左侧注入胸导管。

（四）腹部的淋巴结

1. 腹壁的淋巴结 腹前壁浅淋巴管的淋巴在脐平面以上注入腋淋巴结，在脐平面以下注入腹股沟浅淋巴结。腹前壁上部深淋巴管的淋巴注入胸骨旁淋巴结，下部则注入腹股

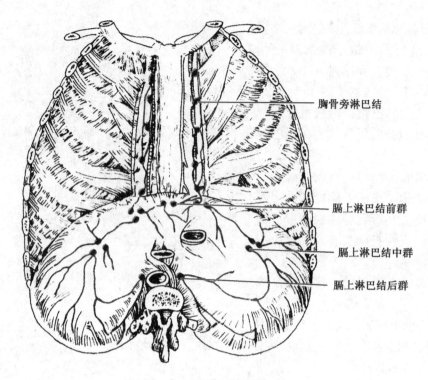

图 4-55 胸壁和膈的淋巴结

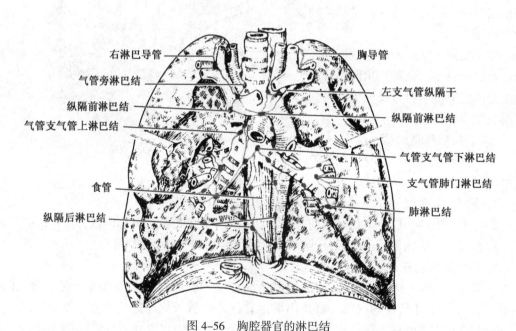

图 4-56 胸腔器官的淋巴结

沟深淋巴结。腹后壁深淋巴管的淋巴注入腰淋巴结。腰淋巴结位于腹主动脉和下腔静脉周围，数量较多（30~50个），除接纳腹后壁淋巴管的淋巴外，尚接纳腹腔成对器官淋巴管的淋巴及髂总淋巴结的输出淋巴管。腰淋巴结的输出淋巴管形成左、右腰干（图4-50）。

2. 腹腔不成对器官的淋巴结　腹腔不成对器官淋巴管的淋巴分别汇入腹腔淋巴结、

肠系膜上淋巴结和肠系膜下淋巴结，它们的输出淋巴管共同组成肠干。①腹腔淋巴结：位于腹腔干起始部的周围，收纳胃、肝、胆囊、胰及十二指肠上部淋巴管的淋巴。②肠系膜上淋巴结：位于肠系膜上动脉根部周围，收纳十二指肠下部至结肠左曲范围内淋巴管的淋巴。③肠系膜下淋巴结：位于肠系膜下动脉根部的周围，收纳降结肠、乙状结肠和直肠上部淋巴管的淋巴（图 4-57，图 4-58）。

（五）下肢的淋巴结

下肢的浅、深淋巴管的淋巴均注入腹股沟淋巴结，腹股沟淋巴结又分浅、深 2 群（图 4-59）。

1. 腹股沟浅淋巴结　分为上、下 2 组，上组位于腹股沟韧带下方并与之平行，收纳腹前壁下部、臀部、会阴部和外生殖器浅淋巴管的淋巴；下组沿大隐静脉近侧端纵向排列，接纳除足外侧缘和小腿前外侧部以外下肢浅淋巴管的淋巴，其输出淋巴管注入腹股沟深淋巴结。

2. 腹股沟深淋巴结　位于股静脉上部周围，收纳下肢深淋巴管的淋巴和腹股沟浅淋巴结的输出淋巴管，腹股沟深淋巴结的输出淋巴管注入髂外淋巴结。

（六）盆部的淋巴结

1. 髂外淋巴结　沿髂外动脉排列，收纳腹股沟浅、深淋巴结的输出淋巴管及膀胱、前列腺或子宫等处淋巴管的淋巴。

2. 髂内淋巴结　沿髂内动脉排列，收纳大部分盆壁、盆腔脏器、会阴深部、股后面及臀部淋巴管的淋巴。

髂外淋巴结和髂内淋巴结的输出淋巴管均汇入髂总淋巴结。髂总淋巴结位于髂总动脉周围，其输出淋巴管注入腰淋巴结（图 4-60）。

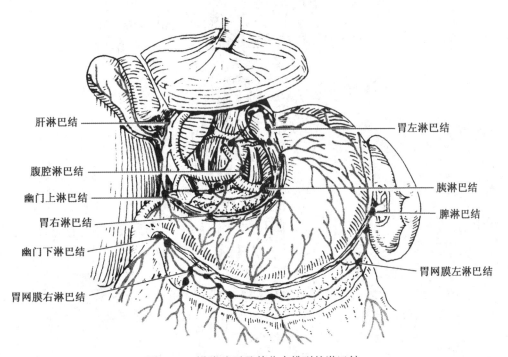

图 4-57　沿腹腔干及其分支排列的淋巴结

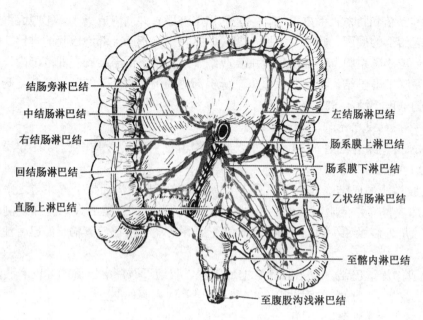

图 4-58 大肠的淋巴结

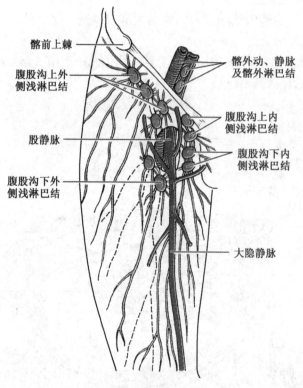

图 4-59 腹股沟淋巴结

## 第五节 淋 巴

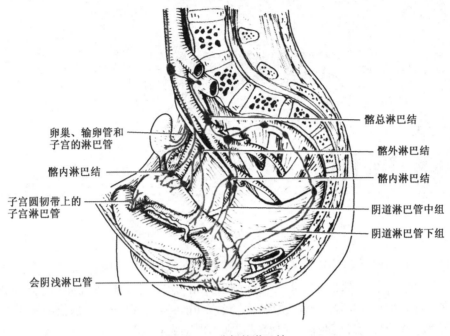

图 4-60 盆部的淋巴结

**数字课程学习**

教学视频　　教学 PPT　　自测题

# 第五章
# 感觉器官

感觉器官是由感受器及其附属结构共同组成的特殊器官,如眼、耳等。感受器是机体接受内、外环境中各种刺激,并将接受的刺激转化为电活动(即神经冲动)的特殊结构。感受器在人体各部分布广泛,其种类繁多、形态功能各异。根据存在部位和所接受的刺激来源,可将感受器分为外感受器、内感受器和本体感受器3类。

## 第一节 视　器

视器即眼,是感受可见光刺激的特殊感觉器官,由眼球和眼副器共同构成。

### 一、眼球

眼球近似球形,位于眶的前部。眼球前面有眼睑保护,后面有视神经连于间脑,周围附有眼副器(图5-1)。眼球由眼球壁及其内容物构成。

(一)眼球壁

1. 外膜　由致密结缔组织构成,具有保护眼球内容物和维持眼球形态的作用。可分为前1/6的角膜和后5/6的巩膜2部分。角膜凸向前,无血管,无色透明,具有屈光作用,有丰富的感觉神经末梢,故感觉敏锐;巩膜呈乳白色不透明,前接角膜,后续视神经鞘。在巩膜与角膜交界处深部有一环行血管,称巩膜静脉窦,房水经此回流。

2. 中膜　内含丰富的血管和色素细胞,呈棕黑色,有营养眼球和遮光作用。中膜由前向后分为虹膜、睫状体和脉络膜3部分。

(1)虹膜:位于角膜后方,呈冠状位的圆盘状薄膜,其颜色有种族和个体差异。虹膜中央有一圆孔,称瞳孔,是光线进入眼内的门户,光线穿角膜后,经此孔进入眼球(图5-2)。其大小可调节进入眼内光线的多少。强光或看近物时,瞳孔缩小;弱光或看远物时,瞳孔开大。虹膜内有2种不同排列方向的平滑肌,即瞳孔括约肌和瞳孔开大肌,可分别缩小与开大瞳孔。

(2)睫状体:位于角膜和巩膜移行处内面。睫状体与晶状体之间有睫状小带相连,睫状体内有睫状肌,该肌舒缩牵动睫状小带,调节晶状体的曲度(图5-3)。睫状体还具有产生房水的作用。

（3）脉络膜：为中膜的后 2/3，外面与巩膜疏松相连，内面紧贴视网膜。后部有视神经穿过。

3. 内膜　即视网膜，紧贴于中膜内面，可分为视部和盲部 2 部分。其中盲部贴于虹膜和睫状体内面，无感光作用；视部贴于脉络膜内面，具有感光作用。在视网膜视部，眼底镜观察可见到 2 个重要结构：视神经盘及黄斑（图 5-4）。视神经盘或称视神经乳头，为视神经起始处的白色圆盘形隆起，该处无感光细胞，因而无感光功能，称生理性盲点，

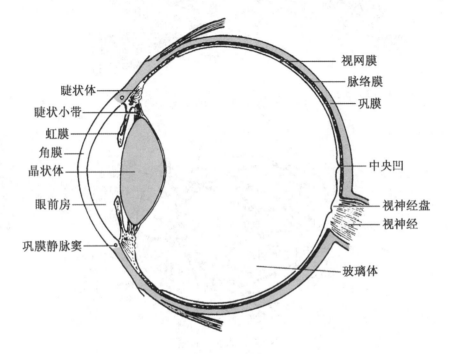

图 5-1　眼模式图

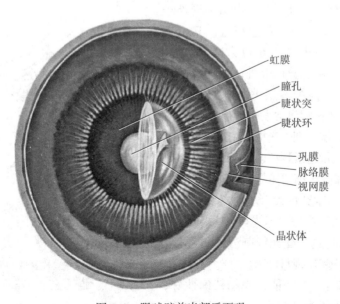

图 5-2　眼球壁前半部后面观

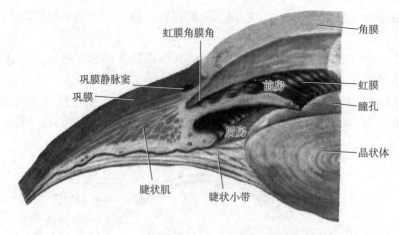

图 5-3 眼球水平切面局部放大

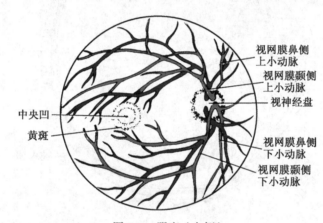

图 5-4 眼底（右侧）

视网膜中央动、静脉由此通过。黄斑为视神经盘颞侧约 3.5 mm 处的一个黄色小区，其中央凹陷，称中央凹，是视力（辨色力、分辨力）最敏感的部位。视网膜分内、外两层：外层为色素上皮层，内层为神经层（图 5-5），两层间连接疏松，视网膜脱离常发生于此。

（1）色素上皮层：细胞连接紧密，具有屏障作用。细胞内有大量色素颗粒，可防止强光对视细胞的损害。色素上皮细胞还能储存维生素 A。

（2）神经层：紧贴色素上皮层内面，由外向内依次可分为 3 层：①感光细胞层，由视细胞构成。视细胞是接受光线刺激的感受器。视细胞有视锥细胞和视杆细胞 2 类。视锥细胞有感受强光和辨色的功能，视物精确性好；视杆细胞有感受弱光的功能，无颜色感觉，

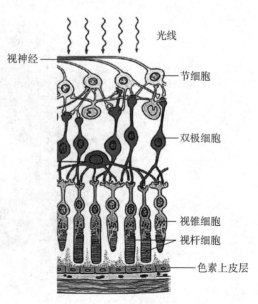

图 5-5 视网膜神经细胞示意图

视物的精确性差。视细胞与双极细胞形成突触。黄斑区主要是密集排列的视锥细胞。②双极细胞层，是连接视细胞与节细胞之间的中间神经元。③节细胞层，为多极神经元，其树突与双极细胞形成突触，其轴突向视神经盘处集中，并形成视神经穿出眼球。

（二）眼球内容物

眼球内容物包括房水、晶状体和玻璃体。它们均无血管分布，呈无色透明状，都有屈光作用，与角膜共同组成眼的屈光系统。光线经过该系统多次折射后才可在视网膜上形成清晰的物像。

1. **房水**　是充满眼房内的无色透明液体。眼房是位于角膜与晶状体间的腔隙，以虹膜为界分为前房和后房，二者借瞳孔相通。在前房，虹膜与角膜交界处构成虹膜角膜角，又称前房角（图5-3）。房水由睫状体产生，从后房经瞳孔到前房，最后通过虹膜角膜角渗透进入巩膜静脉窦。房水有营养角膜和晶状体及维持眼压的作用。当房水回流受阻时，引起眼压升高，导致视网膜受压而出现视力减退甚至失明，临床上称青光眼。

2. **晶状体**　为位于虹膜与玻璃体之间的双凸透镜状透明体，富有弹性，无血管和神经分布，其周缘借睫状小带与睫状体相连（图5-1，图5-3）。睫状肌的舒缩可改变晶状体的曲度。当看近物时，睫状肌收缩，睫状体向前内移动，导致睫状小带松弛，晶状体因自身的弹性而变厚，折光能力加大，物像正好落在视网膜上，产生清晰的视觉；当看远物时则相反，此即晶状体的调节。随着年龄的增长，晶状体的弹性降低，调节能力减弱，看近物时晶状体曲度不能相应增大，导致视物不清，称老花眼。晶状体可因病变或创伤等引起混浊而影响视力，称白内障。

3. **玻璃体**　为位于晶状体与视网膜间的胶状物（图5-1），其水含量占99%，对视网膜有支撑作用。

## 二、眼副器

眼副器在眼球周围，具有保护、支持和运动眼球的作用，包括眼睑、结膜、泪器、眼球外肌和眶脂体与眼球筋膜鞘等结构（图5-6）。

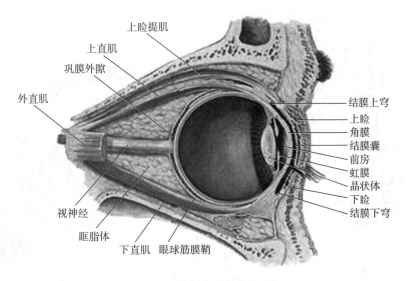

图5-6　右侧眶（矢状切面）

### (一)眼睑

眼睑俗称眼皮,遮盖于眼球前方,分为上、下眼睑,二者间的裂隙,称睑裂,其内、外侧角分别称内眦和外眦。内眦钝圆,外眦较锐。眼睑的游离缘,称睑缘。睑缘的前部有睫毛,睑缘的后部有睑板腺的开口。上、下睑缘的内侧端各有一小突起,其顶部有一小孔,称泪点,是泪小管的入口。眼睑从外向内依次为:皮肤、皮下组织、肌层、睑板和睑结膜(图5-7)。眼睑的皮肤细薄,皮下组织疏松,当患有心、肾等疾病时容易发生水肿;肌层为眼轮匝肌和上睑提肌(又称提上睑肌),前者收缩可闭合睑裂,后者收缩可提起上睑,此外在上、下睑内还有少量平滑肌,分别称上、下睑板肌(又称Müller肌),受交感神经支配,收缩时可协助开大睑裂;睑板由致密结缔组织构成,呈半月形,质硬如软骨,为眼睑的支架;睑结膜紧贴于睑板内面。睫毛根部的皮脂腺称睫毛腺(又称Moll腺),近睑缘处有睑缘腺(又称Zeis腺)。睫毛毛囊或睫毛腺的急性炎症肿胀俗称麦粒肿。

### (二)结膜

结膜是覆盖于巩膜前部表面和眼睑内面的一层透明薄膜,富有血管和神经末梢。根据其部位可分为睑结膜和球结膜,二者相互移行,返折处分别称结膜上、下穹(图5-6)。当睑裂闭合时,结膜即围成一囊状腔隙,称结膜囊。结膜炎和沙眼是结膜常见疾病。

### (三)泪器

泪器由泪腺和泪道构成(图5-8)。

1. 泪腺 位于眶上壁外侧的泪腺窝内,有10~20个排泄小管开口于结膜上穹外侧部。泪腺不断分泌泪液,借眨眼运动涂抹于眼球表面,有润滑和清洁角膜的作用,并可冲洗异物,对眼球起保护作用。

2. 泪道 包括泪点、泪小管、泪囊和鼻泪管。泪小管起于上、下泪点,分别形成上、

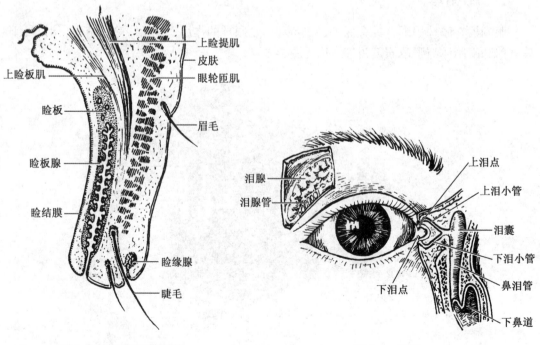

图5-7 眼睑的组织结构　　　　　图5-8 泪器

下泪小管，最初垂直于睑缘上下行走，然后水平向内侧汇聚后开口于泪囊；泪囊位于眶内侧壁的泪囊窝内，上端为盲端，高于内眦，下端移行为鼻泪管；鼻泪管内衬黏膜，下端开口于下鼻道外侧壁的前部。

（四）眼球外肌

眼球外肌包括运动眼睑和运动眼球的肌（图 5-9）。运动眼睑的肌为上睑提肌，作用是提上睑。运动眼球的肌有 4 条直肌和 2 条斜肌。4 条直肌均起于视神经管内的总腱环，分别止于眼球前部巩膜的上、下、内侧和外侧面。上斜肌也起于总腱环，前行并以细腱穿绕眶内侧壁前上方的滑车，然后转向后外，止于眼球后部后外侧面。下斜肌起于眶下壁前内侧，经眼球下方向外、后、上，止于眼球后外侧面。上述 6 条肌相互协作完成眼球的正常转动，当某一肌麻痹时，可出现斜视或复视现象。

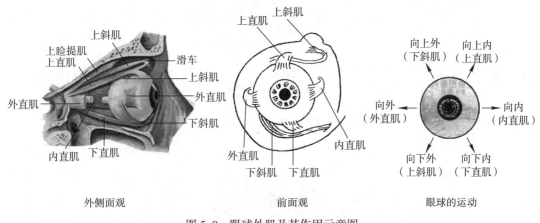

图 5-9　眼球外肌及其作用示意图

（五）眶脂体与眼球筋膜鞘

眶脂体是充填于眼球周围与眶骨膜之间的脂肪组织，眼球后方较多，对眼球及眼副器具有弹性垫样保护作用。眼球筋膜鞘为介于眼球与眶脂体间的薄而致密的纤维膜（又称 Tenon 囊）。该膜与眼球之间为巩膜外隙，眼球可在该隙内灵活转动（图 5-6）。临床行眼部手术可将麻醉剂注入该隙实施麻醉。

### 三、眼的血管和神经

1. 眼的动脉　眼的动脉供应主要是来自颈内动脉的眼动脉。眼动脉在颅腔内发出后，与视神经相伴经视神经管入眶，分支供应眼球、眼球外肌、泪腺和眼睑等（图 5-10）。其中最重要的分支为视网膜中央动脉。该动脉在视神经盘处穿入并分支分布至视网膜各部，营养视网膜。临床常用眼底镜观察此动脉，以助诊断某些疾病。

2. 眼的静脉　眼球的静脉回流途径主要为视网膜中央静脉和涡静脉。视网膜中央静脉与同名动脉伴行（图 5-4），收纳视网膜的静脉血；涡静脉不与动脉伴行（图 5-11），收纳中膜的静脉血，两者经眼上、下静脉向后注入海绵窦。在前方与内眦静脉相吻合，且无静脉瓣，故面部感染可经此侵入颅内。

3. 眼的神经　分布于眼的神经来源较多，有视神经、三叉神经、交感神经（来源于

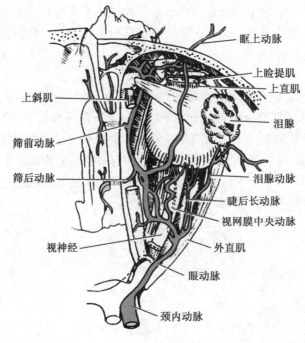

图 5-10 眼的动脉

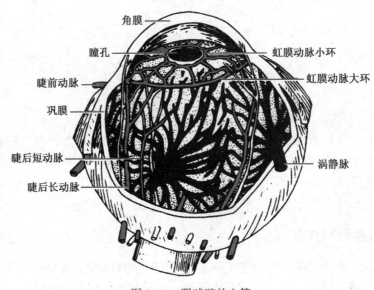

图 5-11 眼球壁的血管

颈交感干）、动眼神经、滑车神经和展神经（详见第六章第三节）。

## 第二节 前庭蜗器

前庭蜗器又称位听器，即耳，可分为外耳、中耳、内耳 3 部分（图 5-12）。外耳、中耳具有传导声波的功能，内耳是位置觉、听觉感受器所在部位。

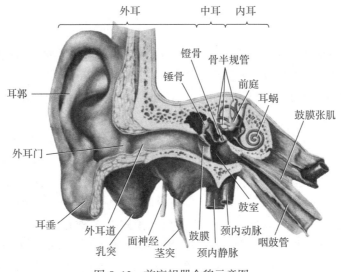

图 5-12 前庭蜗器全貌示意图

## 一、外耳

外耳包括耳郭、外耳道和鼓膜3部分。

1. 耳郭  位于头部两侧，以弹性软骨为支架，外覆皮肤和薄层皮下组织。耳郭下部无软骨的部分称耳垂（图5-13）。耳郭具有收集声波和判断声波来源方向的作用。

2. 外耳道  是外耳门与鼓膜之间的弯曲管道（图5-12），长2.0～2.5 cm，可分为外1/3的软骨部和内2/3的骨部，走行呈弯曲状。成年人检查鼓膜时将耳郭拉向后上方，可使外耳道变直，即可看到鼓膜。外耳道的皮下组织较少，皮肤与软骨膜或骨膜紧贴，故外耳道发生疖时疼痛剧烈。外耳道皮肤内有分泌耵聍的耵聍腺。

3. 鼓膜  为分隔外耳道与中耳鼓室的椭圆形半透明薄膜。鼓膜中心称鼓膜脐，向内凹陷。鼓膜可分为上1/4的松弛部（活体呈红色）和下3/4的紧张部（活体呈灰白色）。在活体观察鼓膜时，鼓膜脐前下部可见一三角形的反光区，称光锥（图5-14）。中耳的疾病可引起光锥形态的改变或消失，严重时可导致鼓膜穿孔，影响听力。

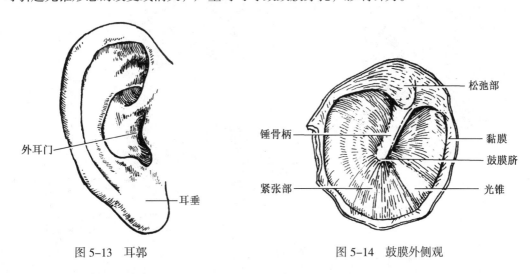

图 5-13  耳郭　　　　　　图 5-14  鼓膜外侧观

## 二、中耳

中耳主要位于颞骨岩部内，介于外耳道与内耳之间，包括鼓室、咽鼓管、乳突小房和乳突窦，各部内均衬有黏膜且相互连续，因而病变可相互蔓延。

1. 鼓室  是位于鼓膜与内耳之间的一不规则含气小腔，向前借咽鼓管通鼻咽部，向后借乳突窦通乳突小房（图5-15）。鼓室的形态结构不规则，大体呈一个六面体，分6个壁：上壁（鼓室盖）为分隔鼓室与颅中窝的薄层骨板，由颞骨岩部的前面构成；下壁（颈静脉壁）为分隔鼓室与颈静脉起始部的薄层骨板；前壁（颈动脉壁）与颈动脉管相邻，其上方有咽鼓管的开口；后壁（乳突壁）上部有乳突窦的开口，经此通乳突小房；外侧壁（鼓膜壁）主要由鼓膜构成，借鼓膜与外耳道分隔；内侧壁（迷路壁）即内耳外侧壁。该壁的后下部有一圆形孔，称蜗窗，由一膜状结构（称第二鼓膜）封闭，通向耳蜗的鼓阶。此壁的后上部有一卵圆形孔，称前庭窗，由镫骨底封闭，通向耳蜗的前庭阶。前庭窗后上方有面神经管凸，内有面神经通过。面神经管壁薄，中耳炎或中耳手术时易损伤面神经。

每侧鼓室内有3块听小骨和2块听小骨肌。听小骨由外向内依次为锤骨、砧骨和镫骨（图5-16）。锤骨柄与鼓膜相连，镫骨底封闭前庭窗，砧骨介于二者之间。3块听小骨相互连结成听小骨链，该装置可将鼓膜振动传至内耳并有放大作用。听小骨肌包括鼓膜张肌和镫骨肌，分别具有紧张鼓膜和减小镫骨底对内耳压力的作用。

2. 咽鼓管  是咽与鼓室的连接通道，其内面衬有黏膜并与咽部黏膜和鼓室黏膜相延续。咽部的开口一般处于闭合状态，当吞咽、哈欠或喷嚏时开放，以保持鼓膜两侧压力平衡。鼓膜两侧压力均衡对维持其正常位置、形状及振动功能均有重要意义。小儿咽鼓管管腔较大，且短而平直，故咽部感染易沿此管侵及鼓室致中耳炎（图5-17）。

3. 乳突小房和乳突窦  乳突小房是颞骨乳突内的蜂窝状含气小腔。乳突窦是介于乳突小房和鼓室间的腔（图5-15）。

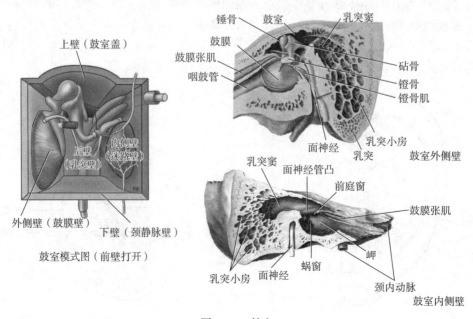

图5-15  鼓室

第二节 前庭蜗器

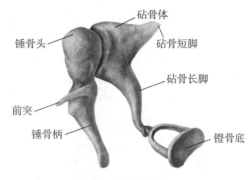

图 5-16 听小骨

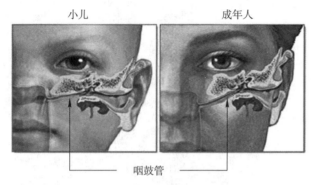

图 5-17 小儿与成年人咽鼓管特点

## 三、内耳

内耳位于颞骨岩部内，是介于鼓室与内耳道底间一系列结构复杂的弯曲管道（图 5-18），故又称迷路，包括骨迷路和膜迷路。骨迷路为骨性隧道，膜迷路是位于骨迷路内的膜性管道。膜迷路内含有内淋巴，骨迷路与膜迷路之间充满外淋巴。

（一）骨迷路

骨迷路由后外向前内依次排列为：骨半规管、前庭和耳蜗 3 部分，三者相互连通（图 5-19）。

1. 前庭　为一不规则的腔隙。其外侧壁上部有前庭窗开口；内侧壁为内耳道底，有神经和血管穿行；前部通耳蜗；后部通 3 个骨半规管。

2. 骨半规管　为 3 个相互垂直的 "C" 形小管，分别称前骨半规管、后骨半规管和外骨半规管。每个骨半规管有 2 个脚，其中一个脚膨大成壶腹骨脚或称骨壶腹，另一个脚不膨大，称单骨脚。前、后骨半规管的单骨脚合并为一个总骨脚，故 3 个骨半规管有 5 个孔开口于前庭。

3. 耳蜗　形似蜗牛壳，蜗底向后内侧对内耳道底，蜗尖向前外侧。耳蜗由骨性圆锥形蜗轴和环绕其 2.5 圈的骨性蜗螺旋管构成（图 5-20）。蜗轴骨质疏松，有血管、神经穿行其间。从蜗轴向蜗螺旋管中伸出骨螺旋板，后者与膜迷路的蜗管相连，二者共同将蜗螺旋管分隔为上、下两半（蜗顶为上，蜗底为下），上半部称前庭阶，下半部为鼓阶。前庭阶连于前庭窗，鼓阶连于蜗窗（被第二鼓膜封闭），前庭阶与鼓阶在蜗顶借蜗孔相通。

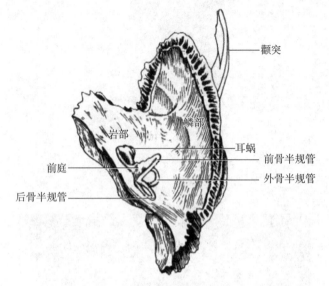

图 5-18 内耳在颞骨岩部上的投影

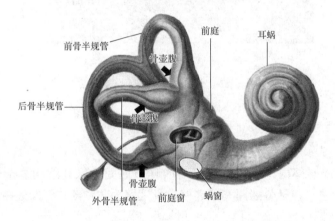

图 5-19 骨迷路

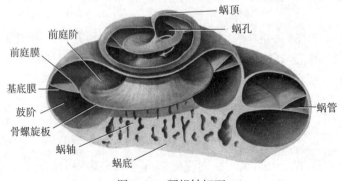

图 5-20 耳蜗轴切面

（二）膜迷路

膜迷路为藏于骨迷路内的膜性囊管，形似骨迷路，也由相互连通的 3 部分构成

（图 5-21）。膜迷路管壁的某些部位黏膜增厚，上皮细胞特化形成位置觉感受器或听觉感受器。

1. **椭圆囊和球囊** 位于前庭内。球囊与蜗管间有一细管相连，椭圆囊后壁以 5 个开口与膜半规管相通。在椭圆囊和球囊壁的内面有位置觉感受器，分别称椭圆囊斑和球囊斑，可感受头部静止的位置及直线变速运动引起的刺激。

2. **膜半规管** 位于骨半规管内，在骨壶腹内相应的膜部膨大成膜壶腹，其壁内存在位置觉感受器，称壶腹嵴（图 5-21），可感受头部旋转变速运动的刺激。

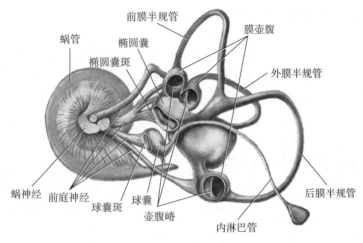

图 5-21 膜迷路

3. **蜗管** 位于耳蜗蜗螺旋管内，介于骨螺旋板与蜗螺旋管外侧壁之间（图 5-21，图 5-22）。下起前庭；上至蜗顶，呈盲端而终。蜗管横断面呈三角形，其上壁称前庭膜，与前庭阶相邻；下壁称基底膜，与鼓阶相隔，基底膜上有听觉感受器——螺旋器（Corti器）。螺旋器由支持细胞和毛细胞组成。毛细胞游离面向管腔内伸出许多听毛。螺旋器的上方有一盖膜覆盖，盖膜常与听毛接触。

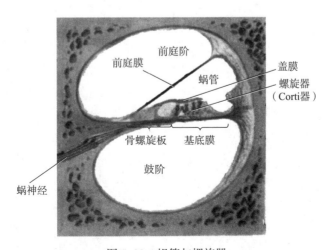

图 5-22 蜗管与螺旋器

## 四、声音的传导

**（一）空气传导**

声波经外耳道引起鼓膜振动，再经听小骨链和前庭窗进入内耳，引起前庭阶的外淋巴振动，再依次传至前庭膜、蜗管内淋巴，进而使基底膜振动并使螺旋器毛细胞的听毛与盖膜相接触，毛细胞的听毛弯曲变形并兴奋而转化为电活动，再经蜗神经传入大脑听觉中枢。此传导途径称空气传导。空气传导是正常情况下听觉产生的主要途径。当听小骨链损坏时，空气传导可变为：鼓膜振动后，由鼓室内的空气推动第二鼓膜，经蜗窗传至内耳，但其听觉敏感度将大为减弱。

**（二）骨传导**

声波直接引起颅骨的振动，继而引起颞骨内的内淋巴振动，这一方式称骨传导。正常情况下，骨传导敏感性比空气传导要差得多，几乎不能感到其存在。临床上可通过检查患者空气传导和骨传导受损的情况，判断听觉异常产生的部位和原因。

**数字课程学习**

教学视频　　教学PPT　　自测题

# 第六章 神经系统

## 第一节 总 论

神经系统是人体结构和功能最复杂的系统,它能根据机体内外环境的变化,迅速而准确地调节各器官的生理活动,使其互相协调,以保证生命活动的正常进行。

### 一、神经系统的组成

神经系统的基本结构是神经组织,神经组织包括神经元和神经胶质细胞。

(一)神经元

1. 神经元的构造　神经元又称神经细胞,是神经系统结构和功能的基本单位,由胞体和突起2部分构成,具有感受刺激和传导神经冲动的功能。胞体为神经元的代谢中心,神经元的突起分为树突和轴突2种。树突一般较短,通常有多个;轴突通常仅有一条,长度为10 μm 至1 m。神经元的胞体和树突主要是接受信息的装置,而轴突是神经元的主要传导装置。

2. 神经元的分类

(1)根据神经元突起的数目分类:可分为3类(图6-1)。①假单极神经元,即从胞体先发出一个突起,但随即呈"T"形分为2支,一支至感受器,称为周围突;另一支入脑或脊髓,称中枢突。脊神经节和部分脑神经节属于此类。②双极神经元,即从胞体两端各发出一个突起,一个抵达感受器,称周围突;另一个进入中枢部,称中枢突。嗅黏膜、视网膜和耳蜗内的神经元多属于此类。③多极神经元,即具有多个树突和一个轴突,脑和脊髓内的神经元多属于此类。

(2)依据神经元的功能和传导方向的不同分类:①传入(感觉)神经元,即将内、外环境的刺激传向中枢,假单

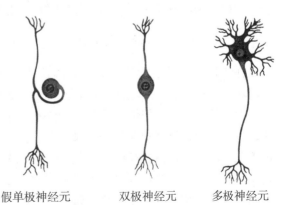

图 6-1　假单极、双极和多极神经元

极和双极神经元多属于此类。②传出（运动）神经元，即将神经冲动自中枢传至骨骼肌、平滑肌、心肌和腺体等效应器，部分多极神经元属于此类。③中间（联络）神经元，在中枢内位于传入（感觉）和传出（运动）神经元之间，对传入的信息进行贮存、整合和分析，并传至神经系统的其他部位，大部分多极神经元属于此类。

3. 神经纤维　神经元较长的突起常被髓鞘和（或）神经膜所包裹，构成神经纤维。若被两者共同包裹，称有髓神经纤维；若仅为神经膜所包裹，则为无髓神经纤维。周围神经的髓鞘由施万细胞环绕轴突所形成，而中枢神经系统的髓鞘则由少突胶质细胞形成。有髓神经纤维比无髓神经纤维传导神经冲动的速度要快。

（二）神经胶质细胞

神经胶质细胞数量约是神经元的 10 倍。中枢神经系统的神经胶质细胞按照形态可分为星形胶质细胞、少突胶质细胞、小胶质细胞和室管膜细胞，周围神经系统的神经胶质细胞主要是施万细胞和卫星细胞。神经胶质细胞主要对神经元起支持、营养、保护和修复等作用。

## 二、神经系统的区分

神经系统分为中枢神经系统和周围神经系统。中枢神经系统含有绝大多数神经元的胞体，包括脑和脊髓，分别位于颅腔和椎管内；周围神经系统是指与脑和脊髓相连的神经，主要由感觉和运动神经元的突起组成。周围神经系统按与中枢相连部位的不同分为与脑相连的脑神经和与脊髓相连的脊神经；按在机体分布位置的不同分为躯体神经和内脏神经。内脏神经分布到内脏、心血管、平滑肌和腺体等处；躯体神经分布于体表、骨、关节和骨骼肌。

周围神经都含有感觉和运动成分。其中感觉神经将神经冲动自感受器传向中枢，故又称传入神经；运动神经则将神经冲动自中枢传向效应器，故又称传出神经。内脏运动神经又分为交感神经和副交感神经 2 种。

## 三、神经系统的活动方式

神经系统的基本活动方式是反射，即其在调节机体的活动中，对内、外环境的各种刺激作出适宜的反应。执行反射活动的结构基础是反射弧，包括感受器、传入（感觉）神经、中枢（脑或脊髓）、传出（运动）神经和效应器 5 个基本要素。

## 四、神经系统的常用术语

在中枢神经系统内，神经元胞体及其树突聚集的部位，在新鲜标本上呈暗灰色，称灰质。在大脑和小脑内，因灰质主要分布在其表面，且成层配布，故又称皮质。中枢神经系统内，神经纤维聚集的部位，因多属有髓神经纤维，色泽亮白，故称白质。大脑和小脑的白质，因被皮质包绕而位于深部，又称髓质。中枢神经系统内，形态和功能相似的神经元胞体聚集成团或柱，称神经核；而在周围神经系统内，神经元胞体聚集在一起，则称神经节，包括感觉神经节和内脏运动神经节。中枢神经系统的白质内，凡起止、行程和功能基本相同的神经纤维集合在一起，称纤维束或神经传导束。在周围神经系统内，许多神经纤维被结缔组织包裹在一起，称为神经。一条神经内含若干神经束，它们常反复编排和重新组合。

## 第二节 中枢神经系统

中枢神经系统包括位于椎管内的脊髓和位于颅腔内的脑,两者通过枕骨大孔相连接,是反射活动的中心部位。

### 一、脊髓

(一)位置和外形

脊髓位于椎管内,上端平对枕骨大孔,成人下端终止于第1腰椎下缘平面(新生儿可达第3腰椎下缘平面)。脊髓呈前后稍扁的圆柱形,全长粗细不等,有2个膨大,分别是颈膨大和腰骶膨大,膨大处内部的神经元数量相对较多。脊髓表面的前后各有一条纵行的沟,分别为前正中裂和后正中沟。此外还有2对外侧沟,即前外侧沟和后外侧沟,分别有脊神经前、后根的根丝附着。脊髓下端变细,称为脊髓圆锥,再向下延续为一条结缔组织细丝,即终丝(图6-2)。

每一对脊神经及其前根、后根的根丝附着的一段脊髓,称为脊髓节段,共有31个脊髓节段,即8个颈节(C)、12个胸节(T)、5个腰节(L)、5个骶节(S)和1个尾节(Co)。由于成人脊柱比脊髓长,所以椎骨的序数与脊髓节段并不完全对应。推算方法为:上颈髓节段($C_1 \sim C_4$)大致与同序数椎骨相对应,下颈髓节段($C_5 \sim C_8$)和上胸髓节段($T_1 \sim T_4$)为同序数椎骨减1,中胸部脊髓节段($T_5 \sim T_8$)为同序数椎骨减2,下胸部脊髓节段($T_9 \sim T_{12}$)为同序数椎骨减3,全部腰髓节段大约平对第10~12胸椎;全部骶、尾髓节段约平对第1腰椎。由于上述原因,腰、骶和尾部的脊神经前、后根在穿出相应的椎间孔前需在椎管内下行一段距离,这些脊神经根围绕终丝聚集成束称为马尾(图6-3)。临床上常选择第3、4腰椎棘突间进行穿刺或麻醉,以避免损伤脊髓。

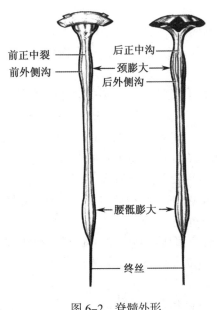

图6-2 脊髓外形

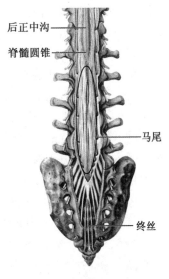

图6-3 脊髓末端背面结构

## （二）内部结构

在脊髓的横切面上，可见中央管，它贯穿脊髓全长，围绕中央管的是"H"形的灰质，灰质外围是白质。每侧灰质，前部扩大为前角或前柱；后部狭细为后角或后柱，它由后向前又可分为头、颈和基底3部分；前角与后角之间的区域为中间带。在胸髓和上腰髓（$L_1$~$L_3$）节段，前、后角之间有向外伸出的侧角或侧柱。中央管前、后的灰质分别称为灰质前连合和灰质后连合。白质通常分为3个索：前正中裂和前外侧沟之间为前索，前、后外侧沟之间为外侧索，后外侧沟和后正中沟之间为后索（图6-4）。在灰质前连合的前方有纤维横越，称白质前连合。在灰质后角基底部外侧与白质之间，灰、白质混合交织，称网状结构，在颈部比较明显。

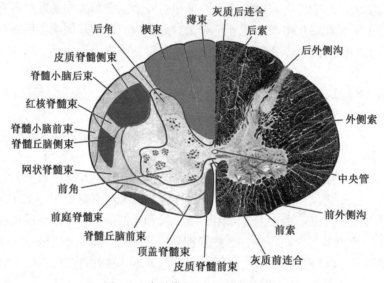

图6-4 脊髓横切面（示内部结构）

1. **灰质** 脊髓灰质是神经元胞体和树突、神经胶质细胞和血管等的复合体。灰质内大多数神经元常聚集成群，称神经核。在纵切面上，灰质纵贯成柱；在横切面上，这些灰质柱呈突起状，称为角。

（1）后角：含有后角边缘核、胶状质和后角固有核等核团，接受本体感觉和来自皮肤的痛、温、触、压觉等刺激的初级传入纤维。

（2）中间带：含有中间外侧核和骶副交感核。前者位于$T_1$~$L_3$脊髓节段的侧角内，是交感神经的低级中枢；后者位于$S_2$~$S_4$脊髓节段，是副交感神经的低级中枢。此外，还有胸核和中间内侧核，分别参与调节躯体运动和接受内脏感觉的传入。

（3）前角：主要含有大型的α运动神经元和小型的γ运动神经元。α运动神经元负责调控关节的运动，γ运动神经元则与肌张力的调节有关。

2. **白质** 脊髓白质主要由神经纤维组成。神经纤维组成长的上行纤维束（将不同的感觉信息上传至脑）、下行纤维束（从脑的不同部位将神经冲动下传至脊髓）和短的来自脊髓本身的固有束（参与完成脊髓内部的反射活动）。

（1）上行（感觉）纤维束：主要包括薄束、楔束和脊髓丘脑束。

1）薄束和楔束：薄束由同侧第 5 胸节以下的脊神经节细胞的中枢突组成，楔束则由同侧第 4 胸节以上的脊神经节细胞的中枢突组成。薄束在第 5 胸节以下占据后索的全部，在第 4 胸节以上只占据后索的内侧部，楔束位于后索的外侧部。薄、楔束分别传导来自同侧下半身和上半身的深感觉，即意识性本体感觉（肌、腱、关节的位置觉、运动觉和振动觉）和精细触觉（辨别两点间距离和物体纹理粗细）（图 6-5）。

2）脊髓丘脑束：由脊髓灰质后角的神经核发出的纤维在同节或上行 1~2 节后经白质前连合越边交叉后形成，包括脊髓丘脑侧束和脊髓丘脑前束，分别位于脊髓外侧索和前索内（图 6-6）。其中侧束主要传导对侧躯干、四肢的痛觉、温觉信息，而前束传导对侧躯干、四肢粗触觉和压觉的信息。

此外，脊髓小脑后束和前束的功能则是将下肢和躯干下部的非意识性本体感觉和触觉、压觉的信息传至小脑。

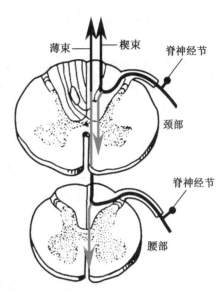

图 6-5 薄束和楔束

（2）下行（运动）纤维束：主要为皮质脊髓束，包括皮质脊髓侧束和皮质脊髓前束，控制躯干肌和对侧四肢肌的随意运动。前者在脊髓外侧索下行，大部分（75%~90%）由对侧大脑皮质发出纤维交叉后形成，直接或间接止于前角运动神经元；后者在前索内下行，大多数纤维经白质前连合交叉终于对侧前角运动神经元，部分纤维（见于颈髓和上胸髓）始终不交叉而终于同侧前角运动神经元（图 6-7）。此外，下行纤维束还包括前庭脊髓束、红核脊髓束、网状脊髓束和顶盖脊髓束等，它们主要参与调节身体平衡、肌张力及运动的协调等。

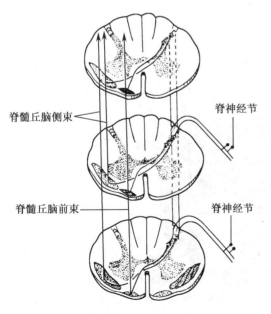

图 6-6 脊髓丘脑侧束和前束

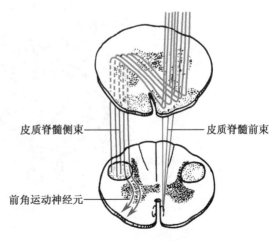

图 6-7 皮质脊髓束

（三）脊髓损伤的表现

1. 脊髓半横断　表现为伤侧平面以下同侧肢体位置觉、振动觉和精细触觉丧失，同侧肢体痉挛性瘫痪，损伤平面以下对侧肢体痛觉、温度觉丧失。

2. 脊髓前角损伤　是由病毒感染引起的灰质前角运动神经元的病变，造成所支配的骨骼肌呈弛缓性瘫痪、明显肌萎缩、肌张力低下和腱反射消失等表现，见于脊髓灰质炎。

## 二、脑

脑位于颅腔内，可分为中脑、脑桥、延髓、小脑、间脑、端脑6个部分。中脑、脑桥和延髓合称为脑干。此外，在脑的内部还存在着一个连续的脑室系统（图6-8，图6-9）。

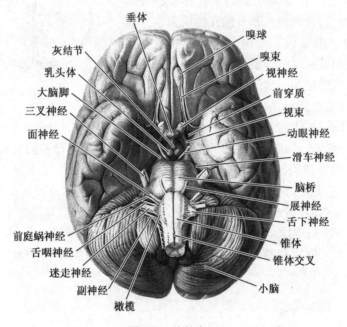

图6-8　脑的底面

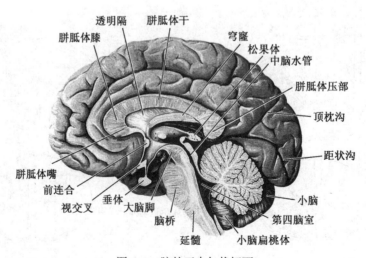

图6-9　脑的正中矢状切面

（一）脑干

脑干是位于脊髓和间脑之间的部分，自上而下由中脑、脑桥和延髓3部分组成。延髓在枕骨大孔处与脊髓相续，中脑与间脑相接，脑干的背面与小脑相连。

1. 脑干的外形　延髓位于脑干最下部，形似倒置的圆锥体。下端平齐枕骨大孔，接脊髓；上端腹侧面借延髓脑桥沟与脑桥分界。延髓下段的外形与脊髓相似，腹侧面前正中裂的两侧有纵行隆起，称锥体，主要为皮质脊髓束的纤维构成，锥体下端可见明显的纤维交叉，称锥体交叉。锥体外侧有卵圆形的橄榄，内含下橄榄核。锥体与橄榄之间为前外侧沟，有舌下神经根附着。在橄榄背外侧的后外侧沟内，自上向下依次有舌咽神经、迷走神经和副神经根附着。延髓背侧面后正中沟的两侧各有两对隆起，内侧的一对称薄束结节，外侧的一对称楔束结节，分别含薄束核和楔束核，是薄束和楔束的终止核。楔束结节外上方的隆起为小脑下脚，由出入小脑的纤维组成。

脑桥位于脑干的中部，其腹侧面膨隆，称脑桥基底部，其正中线上有纵行的基底沟，容纳基底动脉。基底部向外后移行为小脑中脚，基底部与小脑中脚的交界处连有三叉神经根。脑桥下缘的延髓脑桥沟内，自中线向外侧依次连有展神经、面神经和前庭蜗神经根，其中前庭蜗神经根位于延髓脑桥沟外侧的脑桥小脑三角内。脑桥的背侧面形成菱形窝的上半，其外上界为小脑上脚。

菱形窝又称第四脑室底，呈菱形，由脑桥和延髓上半部的背侧面构成，由横行纤维束组成的髓纹可作为它们的分界线。在正中沟的外侧各有一纵行隆起，称为内侧隆起，还有平行于正中沟的界沟。界沟外侧为三角形的前庭区，其深面有前庭神经核。前庭区的外侧角有一小隆起，称听结节，内藏蜗背侧核。靠近髓纹上方，内侧隆起上有一圆形隆突，称面神经丘，内含展神经核和面神经膝。在髓纹下方，可见两个三角形区域，外下者为迷走神经三角，内含迷走神经背核；内上者为舌下神经三角，内藏舌下神经核。

中脑腹侧有一对柱状结构，称大脑脚，主要由大脑皮质发出的下行纤维构成，大脑脚之间的凹陷称脚间窝，动眼神经根连于此处。中脑的背侧面为四叠体，包括一对上丘和一对下丘，其深面分别含上丘核和下丘核。上丘和下丘分别通过上丘臂和下丘臂与间脑的外侧膝状体和内侧膝状体相连。下丘下方有一对唯一连于脑干背侧面的滑车神经根（图6-10，图6-11）。

2. 脑干的内部结构　脑干的内部由灰质、白质和网状结构构成。脑干灰质的核团，根据其纤维联系及功能的不同，可分为3类：一种直接与第Ⅲ~Ⅻ对脑神经相连，称脑神经核（图6-12）；另一种是中继核，即经过脑干的上、下行纤维束在此进行中继；还有一种网状核，位于脑干的网状结构中。后两类合称为"非脑神经核"。

（1）脑神经核：①躯体运动核，共4对，自上而下依次为动眼神经核、滑车神经核、展神经核和舌下神经核，它们发出躯体运动纤维支配眼外肌和舌肌的随意运动。②内脏运动核，包括特殊内脏运动核和一般内脏运动核。特殊内脏运动核位于网状结构内，共4对，自上而下依次为三叉神经运动核、面神经核、疑核及副神经核，它们发出特殊内脏运动纤维支配表情肌、咀嚼肌、咽喉肌、胸锁乳突肌和斜方肌；一般内脏运动核属于副交感核，共4对，分别为动眼神经副核、上泌涎核、下泌涎核和迷走神经背核，它们发出一般内脏运动（副交感）纤维管理头、颈、胸、腹部平滑肌、心肌的收缩及腺体的分泌。③内脏感觉核，仅一对孤束核。孤束核头端为特殊内脏感觉核，接受来自味蕾的味觉传

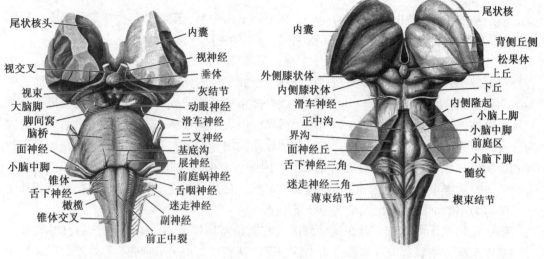

图 6-10 脑干腹侧面　　　　　　　图 6-11 脑干背侧面

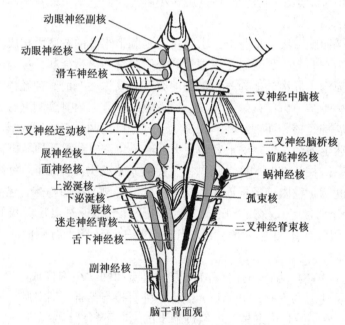

图 6-12 脑神经核在脑干背面的投影

入纤维；孤束核下部为一般内脏感觉核，接受来自内脏器官和心血管的一般内脏感觉纤维传递的信息。④躯体感觉核，包括一般躯体感觉核和特殊躯体感觉核。一般躯体感觉核有三叉神经中脑核、三叉神经脑桥核及三叉神脊束核，它们接受来自头面部皮肤和口、鼻黏膜的一般躯体感觉纤维传递的信息；特殊躯体感觉核为前庭神经核和蜗神经核，接受来自内耳的平衡觉和听觉纤维传递的信息。

上述四大类脑神经核在脑干内纵行排列成功能柱，运动性脑神经核柱位于界沟内侧，感觉性脑神经核柱位于界沟外侧（图 6-13）。

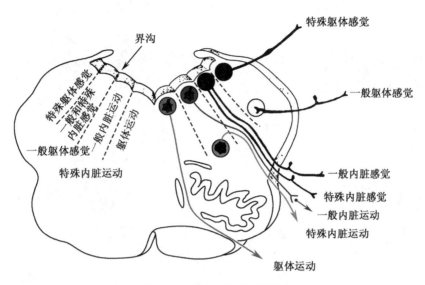

图 6-13 脑神经核排列规律

（2）非脑神经核：①薄束核和楔束核，分别位于延髓薄束结节和楔束结节深面，是薄束和楔束的终止核。由此二核发出的纤维，在中央管腹侧越中线交叉至对侧，称内侧丘系交叉，交叉后的纤维形成内侧丘系。薄束核和楔束核是向脑的高级部位传递躯干和四肢意识性本体感觉和精细触觉冲动的中继核团。②上丘和下丘，位于中脑的背侧，分别是视觉和听觉反射的中枢。③红核，位于中脑上丘平面，主要接受来自对侧小脑的传入纤维，并发出红核脊髓束，到达脊髓前角运动神经元。④黑质，占据中脑全长，其致密部主要被多巴胺能神经元占据，该类神经元合成的多巴胺经黑质纹状体纤维释放至新纹状体。帕金森（Parkinson）病是因黑质病变导致新纹状体内多巴胺水平下降，患者表现为肌肉强直，运动受限和减少并出现震颤。

（3）脑干的白质：主要由长的上、下行纤维束和出入小脑的纤维组成，其中出入小脑的纤维集合成小脑上、中、下 3 对脚。

1）下行纤维束：主要是锥体束，由皮质脊髓束和皮质核束 2 部分构成。皮质核束在脑干下降途中，其纤维终止于躯体运动核和特殊内脏运动核，这些核团再发出纤维管理双侧的眼外肌和咀嚼肌等，但只管理对侧舌肌和睑裂以下的面肌。皮质脊髓束的纤维大部分经锥体交叉至对侧后降入脊髓外侧索内，即为皮质脊髓侧束；小部分未交叉的纤维仍在同侧脊髓前索内下降，为皮质脊髓前束，两者均止于脊髓前角运动神经元。皮质脊髓束主要控制对侧上、下肢肌和双侧躯干肌的随意运动。

2）上行纤维束：①内侧丘系。由对侧薄束核及楔束核发出的纤维，经内侧丘系交叉后形成，向上终于丘脑腹后外侧核（图 6-14）。内侧丘系传递对侧躯干和上、下肢的意识性本体感觉和精细触觉。其中传递躯干下部和下肢感觉的纤维，由薄束核发出；而传递躯干上部和上肢感觉的纤维，由楔束核发出。②脊髓丘脑束。为脊髓丘脑侧束和脊髓丘脑前束的延续，两者在脑干内靠近，又称脊丘系，向上终于丘脑腹后外侧核。主要传递对侧躯干和四肢的痛觉、温度觉和粗略的触压觉。③三叉丘系。由对侧的三叉神经脑桥核和三叉神经脊束核发出的纤维组成，上行终于丘脑腹后内侧核（图 6-15）。该束主要传递对侧头

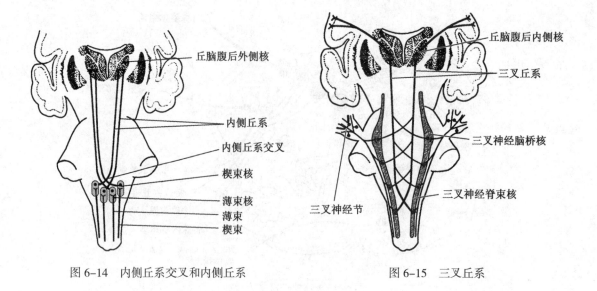

图 6-14 内侧丘系交叉和内侧丘系　　　　　图 6-15 三叉丘系

面部皮肤、牙及口、鼻黏膜的痛觉、温度觉和触压觉。

（二）小脑

小脑位于颅后窝，在延髓和脑桥背侧，借 3 对由纤维束构成的小脑脚与脑干相连。小脑由两侧膨大的小脑半球和中央狭窄的小脑蚓组成。在小脑的下方，紧邻延髓的两侧有一对隆起，位于枕骨大孔稍上方，称小脑扁桃体（图 6-16）。

根据小脑的发生、功能和纤维联系，可以把小脑分为三叶。

1. 绒球小结叶　位于小脑下面的最前部，包括半球上的绒球和小脑蚓前端的小结。

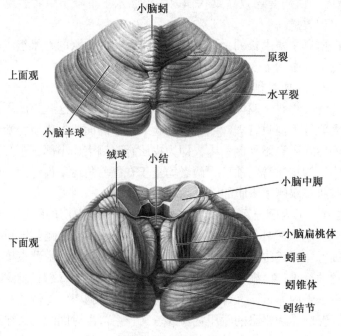

图 6-16 小脑的外形

此叶在进化上最古老,故称原小脑,因其纤维联系及功能与前庭密切相关,故又称前庭小脑。

2. 前叶和后叶　小脑上面前、中 1/3 交界处的深沟称为原裂。小脑下面绒球和小结后方的深沟为后外侧裂。原裂和后外侧裂于小脑表面形成一个环,此环的前上部分为小脑前叶,后下部分为小脑后叶。前叶和后叶构成小脑体。小脑由内向外分为内侧区、中间区和外侧区。小脑体内侧区和中间区在进化上出现较晚,组成旧小脑,因接受来自脊髓的信息,又称脊髓小脑。小脑体外侧区在进化中出现最晚,构成新小脑,因与大脑皮质构成纤维联系,又称大脑小脑。

小脑表层由灰质构成,称小脑皮质。内部由白质构成,称小脑髓质。在髓质内有灰质团块,称为小脑核,包括齿状核、球状核、栓状核和顶核,其中齿状核为最大。小脑核主要接受相应小脑皮质神经元的轴突,其轴突构成小脑的主要传出纤维(图 6-17)。

小脑是一个重要的躯体运动调节中枢。前庭小脑的主要作用为调节躯干肌运动、协调眼球运动及维持身体平衡。其功能损伤,患者会出现平衡失调,站立不稳,步态蹒跚。脊髓小脑主要调节肌张力,其损伤主要表现为肌张力降低。大脑小脑主要协调骨骼肌的运动,其病变表现为小脑性共济失调,患者不能做快速的交替动作,不能准确地用手指鼻。

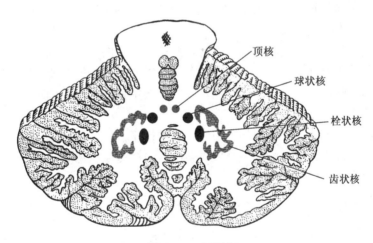

图 6-17　小脑核

(三)第四脑室

第四脑室是位于脑干中下部(延髓、脑桥)和小脑之间的室腔,其底为菱形窝,尖向后上朝向小脑蚓,借成对的第四脑室外侧孔和单一的第四脑室正中孔与蛛网膜下隙相通。第四脑室向前上经中脑水管与第三脑室相通,向下续为延髓下部和脊髓的中央管(图 6-9)。第四脑室顶的后下部有第四脑室脉络组织,可产生脑脊液。

(四)间脑、第三脑室

1. 间脑　位于中脑与端脑之间,连接大脑半球和中脑,分为背侧丘脑、下丘脑、上丘脑、后丘脑和底丘脑 5 个部分(图 6-18)。

(1)背侧丘脑:又称丘脑,位于间脑的背侧部,是一对卵圆形的灰质团块,借丘脑间黏合连接而成。其背面游离,外侧面连接内囊,内侧面参与组成第三脑室的侧壁。丘脑的

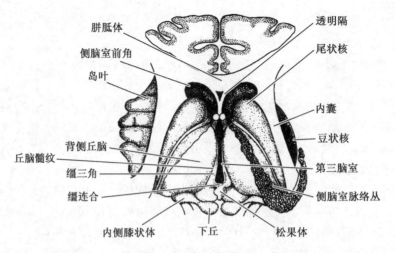

图 6-18　间脑的背面

前端隆突部为丘脑前结节，后端膨大称丘脑枕。丘脑内部有特异性中继核团，是躯体感觉传导通路中第 3 级神经元胞体所在地。最重要的中继核团包括腹后内侧核和腹后外侧核（图 6-19），它们分别接受三叉丘系和内侧丘系或脊髓丘系的纤维。腹后内侧核和腹后外侧核发出丘脑中央辐射经内囊投射至大脑皮质中央后回的躯体感觉中枢。丘脑受损后，常见的症状是感觉丧失、过敏或失常。

（2）下丘脑：位于背侧丘脑的前下方，构成第三脑室的下壁和侧壁的下部。从脑底面观察，下丘脑包括视交叉、视束、灰结节和乳头体等。下丘脑的主要核团为视上核和室旁核，通过与垂体的联系，成为调节内分泌活动的重要中枢，将神经调节和体液调节融为一体，是内脏活动的较高级中枢。

（3）上丘脑：位于第三脑室顶部周围，主要包括丘脑髓纹、缰三角和松果体。

（4）后丘脑：位于丘脑枕的后下外方，包括一对内侧膝状体和一对外侧膝状体，分别是听觉传导通路和视觉传导通路中的最后一个中继站。

（5）底丘脑：是间脑和中脑之间的过渡区。

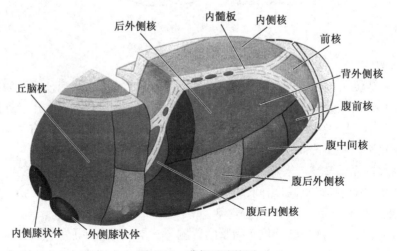

图 6-19　背侧丘脑核团

2. 第三脑室　是位于两侧背侧丘脑和下丘脑之间的狭窄腔隙（图6-18）。前上方借左、右室间孔沟通两侧大脑半球的左、右侧脑室，后下方经中脑水管与第四脑室相通，顶部为第三脑室脉络组织封闭，其底由乳头体、灰结节和视交叉组成。

（五）端脑

端脑又称大脑，由左、右大脑半球组成，是脑的最高级部位。两大脑半球之间由大脑纵裂分隔，大脑纵裂底部是连结左右大脑半球的横行纤维，称胼胝体；大脑半球与小脑之间由大脑横裂分隔。

1. 端脑的外形和分叶　端脑以大脑纵裂分为左、右大脑半球，表面有许多隆起的脑回和深陷的脑沟。大脑半球分为背外侧面、内侧面和底面。每侧半球以3条恒定的沟（中央沟、外侧沟和顶枕沟）分为额叶、枕叶、顶叶、颞叶和岛叶5个叶（图6-20）。

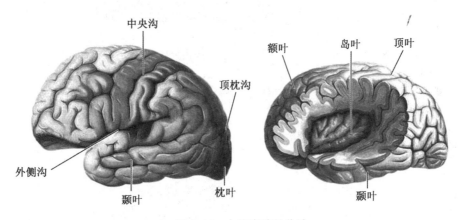

图6-20　大脑半球的分叶

（1）大脑半球外侧面：外侧沟以上和中央沟前方的部分是额叶，包括中央前回、中央旁小叶前部、额上回、额中回、额下回等；半球后部，在内侧面顶枕沟以后的部分是枕叶，枕叶的内侧面有明显的距状沟；外侧沟上方，中央沟后方，枕叶以前的部分是顶叶，包括中央后回、中央旁小叶后部、角回和缘上回；外侧沟以下的部分是颞叶，包括颞上回、颞中回和颞下回，外侧沟的下壁有颞横回；外侧沟的深部有岛叶（图6-21）。

（2）大脑半球内侧面：沿大脑纵裂分离左、右大脑半球后，可见内侧面有弓形的胼胝体，环绕胼胝体的是扣带回，扣带回上方的中部是中央旁小叶，包括中央旁小叶的前部和后部，分别是中央前、后回自背外侧面延伸到内侧面的部分（图6-22）。

（3）大脑半球的底面：额叶底面有纵行的嗅束，前端膨大为嗅球，与嗅神经相连。颞叶底面偏内侧有侧副沟，侧副沟内侧是海马旁回，该回前端弯曲为海马旁回钩，海马旁回内侧为海马沟，沟上方呈锯齿状的窄条皮质称齿状回，齿状回外侧是海马，齿状回和海马统称海马结构，与学习记忆有关（图6-23）。

2. 端脑的内部结构及其功能定位　大脑半球表面的灰质称大脑皮质，深面白质称髓质，白质中的若干灰质核团为基底核，大脑半球内的腔隙为侧脑室。

（1）大脑皮质：是神经系统的最高级中枢。大脑皮质不同区域有其不同功能，将具有一定功能的脑区称为大脑皮质中枢，但这些中枢只是执行某些功能的核心部位，邻近的皮质也可能有类似的功能。此外，皮质的大部分区域还具有对各种信息进行加工整合的功

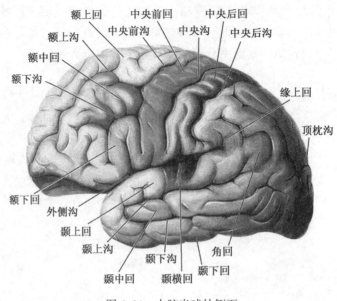

图 6-21　大脑半球外侧面

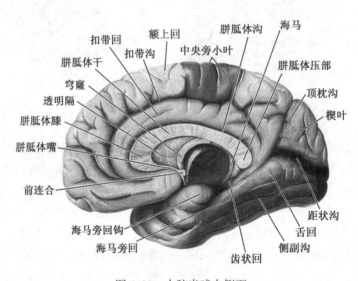

图 6-22　大脑半球内侧面

能，以完成更高级的神经精神活动。大脑皮质分布有运动、感觉、视觉、听觉和语言等中枢。

第Ⅰ躯体运动中枢：位于中央前回和中央旁小叶的前部，管理人体各部骨骼肌的运动。其特点为身体各部在该区的投射有明确的功能定位，其投影上下颠倒，即足在上，头在下，但头面部各器官是正立的（图 6-24）；左右交叉，即一侧皮质运动区支配对侧肢体骨骼肌的运动；皮质区域大小取决于其功能的重要性和复杂程度，与靶区大小无关。该区皮质含锥体神经元，其轴突构成锥体束至脑干躯体运动核、特殊内脏运动核和脊髓前角运动神经元，控制骨骼肌的随意运动。

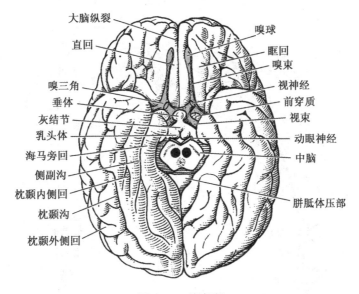

图 6-23 脑底面

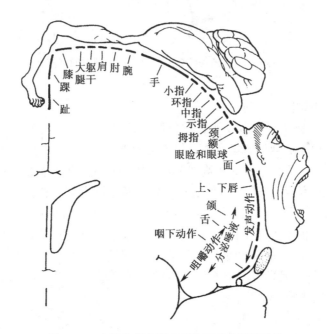

图 6-24 人体各部在第 I 躯体运动中枢的定位

第 I 躯体感觉中枢：位于中央后回和中央旁小叶的后部，接收背侧丘脑腹后核传来的对侧半身痛觉、温度觉、触压觉、位置觉和振动觉等的感觉信息。身体各部在此区的投射特点是：上下颠倒，即足在上，头在下，但头面部各器官是正立的（图 6-25）；左右交叉；身体各部在该区投射范围的大小取决于该部感觉敏感程度。

视觉中枢：位于枕叶距状沟上、下方的皮质，接受来自外侧膝状体发出的视辐射纤维。视神经在视交叉处来自鼻侧半视网膜节细胞的轴突交叉到对侧，因此一侧视觉中枢接受同侧视网膜颞侧半和对侧视网膜鼻侧半传来的视觉信息。一侧视觉中枢受损可引起双眼

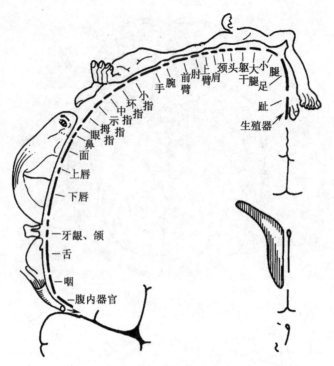

图 6-25　人体各部在第Ⅰ躯体感觉中枢的定位

对侧半视野偏盲，称同向性偏盲。

听觉中枢：位于颞横回，接受来自内侧膝状体发出的传导两耳听觉信息的听辐射纤维，故一侧受损，仅引起双侧听力下降，但不会全聋。

语言中枢：语言、思维、意识等高级神经功能活动是人类大脑皮质所特有。人的大脑皮质具有：①运动性语言中枢（说话中枢），位于额下回后部。若该区受损，虽发音器官无障碍，可以发音，但患者不能说出具有意义的语言，称运动性失语。②书写中枢，位于额中回后部，近中央前回上肢手代表区。若该区受损，虽手部的运动无障碍，但患者不能写出正确的文字，称失写症。③听觉性语言中枢（听话中枢），位于颞上回后部。若该区受损，虽听觉无障碍，但患者不能听懂和理解别人说话的意思，称感觉性失语。④视觉性语言中枢（阅读中枢），位于角回，靠近视觉区。若该区受损，虽视觉无障碍，但患者不能理解文字符号的意义，称失读症。语言中枢通常在左侧半球，即所谓的"优势半球"（图6-26）。

（2）基底核：包括豆状核、尾状核、杏仁体和屏状核等（图6-27）。豆状核又被白质分成内侧的苍白球和外侧的壳2部分。豆状核和尾状核合称纹状体，其中苍白球称旧纹状体，

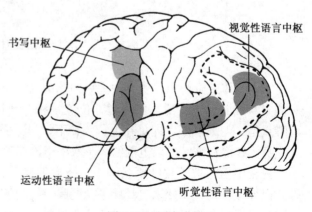

图 6-26　语言中枢

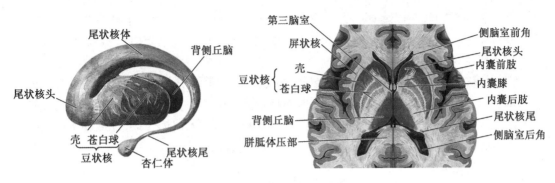

图 6-27 基底核、背侧丘脑和内囊

尾状核和壳称新纹状体。纹状体的主要功能是调节肌张力,协调骨骼肌随意运动。

(3)大脑半球的髓质:由大量神经纤维组成,包括联络纤维、连合纤维和投射纤维三种。

联络纤维:是连接同侧半球内部回与回或叶与叶之间的纤维,包括弓状纤维、钩束、上纵束、下纵束和扣带等。

连合纤维:是连接左、右半球的纤维,包括胼胝体、前连合和穹窿连合。胼胝体位于大脑纵裂底部,是最大的连合纤维,在脑的正中矢状切面上呈弓形,由前向后可分为嘴、膝、干和压部4个部分(图6-22)。

投射纤维:联系大脑皮质与脑干、脊髓等的上、下行纤维,称为投射纤维,投射纤维集中形成内囊。内囊是位于背侧丘脑、尾状核和豆状核之间的宽厚白质纤维。在端脑的水平切面上,内囊呈尖端向内的横置"V"形,可分为3个部分:内囊前肢,位于豆状核与尾状核头之间,内有丘脑前辐射和额桥束通过;内囊后肢,位于豆状核与背侧丘脑之间,内有皮质脊髓束、丘脑中央辐射、视辐射、听辐射等通过;内囊膝,位于前、后肢之间的汇合处,内有皮质核束通过(图6-28)。当一侧内囊损伤时,患者可出现"三偏征":对

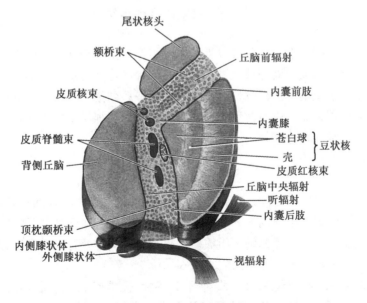

图 6-28 内囊水平切面

侧半躯干、四肢的浅、深感觉丧失（丘脑中央辐射受损），对侧上、下肢痉挛性瘫痪（皮质脊髓束受损）和对侧中枢性面瘫、对侧中枢性舌瘫（皮质核束受损），双眼对侧半视野同向性偏盲（视辐射受损）。

（4）侧脑室：是大脑半球内部的腔隙，左右各一，延伸于大脑半球的4个叶内，分为中央部、前角、后角和下角4个部分，内含脑脊液。中央部位于顶叶，自此向前、向后、向下发出3个角：前角，伸入额叶；后角，伸入枕叶；下角，伸入颞叶。侧脑室中央部和下角内有脉络丛，可产生脑脊液，借室间孔通向第三脑室（图6-29）。

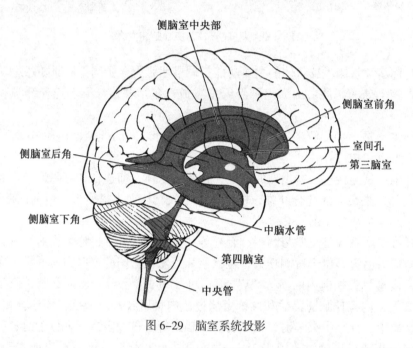

图6-29 脑室系统投影

## 第三节 周围神经系统

周围神经系统是指中枢神经系统以外的神经组织，由与脊髓相连的脊神经、与脑相连的脑神经和内脏神经构成。周围神经系统中的传入神经将来自感受器的感觉信号传至中枢神经系统，中枢对感觉信息进行分析、整合后产生一系列指令，这些指令通过周围神经的传出神经传至效应器，完成机体对环境变化的反馈。周围神经系统是反射弧中的传入神经和传出神经在脑与脊髓外的部分。

### 一、脊神经

脊神经共31对。每对脊神经皆由与脊髓相连的前根和后根在椎间孔处合并而成。前、后根均由神经纤维组成的根丝构成。前根由躯体运动和内脏运动神经元的轴突组成，后根由躯体感觉和内脏感觉神经元的轴突组成。后根在近椎间孔处有一椭圆形膨大，称脊神经节，主要由假单极神经元胞体聚集而成（图6-30）。

31对脊神经中，颈神经8对，胸神经12对，腰神经5对，骶神经5对及尾神经1对。第1～7对颈神经在同序数颈椎上方的椎间孔穿出，第8对颈神经在第7颈椎下

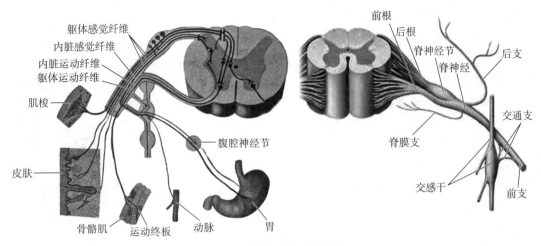

图 6-30 脊神经的组成和分布

方的椎间孔穿出。胸、腰神经均分别按顺序于相应椎骨下方的椎间孔穿出。上 4 对骶神经先分为前、后 2 支，再通过相应的骶前、后孔穿出，第 5 对骶神经和尾神经由骶管裂孔穿出。椎间孔内的脊神经，其前方是椎间盘和椎体，后方是关节突关节和黄韧带。当这些结构发生病变时，常可累及脊神经，出现相应区域的感觉或运动障碍。例如，腰部椎间盘突出压迫椎间孔内的坐骨神经根部，引起下肢后面感觉和运动功能障碍，临床上称之为腰椎间盘突出症。

脊神经是混合性神经，含有感觉纤维和运动纤维。感觉纤维是脊神经节内的假单极神经元的突起，其周围突分布于皮肤、骨骼肌、骨和关节及内脏的感受器；其中枢突组成后根入脊髓。运动纤维来自脊髓前角及侧角的躯体和内脏运动神经元的轴突，穿出脊髓形成前根，与后根合成脊神经，分布于骨骼肌、心肌、平滑肌与腺体，管理其活动。因此，根据脊神经分布范围和功能的不同，可将脊神经所含的神经纤维成分分为 4 种。①躯体感觉纤维：分布于皮肤、骨骼肌、骨和关节，将皮肤、黏膜的浅感觉及骨骼肌、骨和关节的深感觉冲动传入中枢。②内脏感觉纤维：分布于内脏、心血管和腺体，将来自这些结构的感觉传入中枢，是内脏神经的一个组成部分。③躯体运动纤维：是前角躯体运动神经元，轴突分布于骨骼肌，支配其运动。④内脏运动纤维：是侧角内脏运动神经元，轴突分布于平滑肌、心肌和腺体，控制平滑肌、心肌收缩及腺体分泌，是内脏神经的一个组成部分。

脊神经出椎间孔后立即分为脊膜支、交通支、后支和前支 4 支。脊神经后支，经相邻椎骨的横突之间向后走行（骶神经后支出骶后孔），大部分后支都分为内侧支和外侧支，继而分出皮支（如枕大神经、臀上皮神经和臀中皮神经等）和肌支，分布于项、背、腰、骶和臀部的深层肌和皮肤；脊神经前支，较脊神经后支粗大，分布于躯干前外侧及四肢的皮肤、肌、关节和骨。脊神经前支只有胸神经在胸、腹部保持明显的节段性分布，其余脊神经前支先相互交织，形成神经丛，再由丛发出分支分布到头颈、上肢和下肢。神经丛的形态和分布已失去明显的节段性，包括颈丛、臂丛、腰丛和骶丛。

（一）颈丛

1. 组成和位置　颈丛由第 1~4 颈神经前支组成，位于胸锁乳突肌上部的深面。
2. 分支　有皮支和肌支。其皮支有枕小神经、耳大神经、颈横神经和锁骨上神经

（图6-31），它们经由胸锁乳突肌后缘中点附近穿出至浅筋膜，该穿出点叫"神经点"，是颈丛皮支最佳的麻醉阻滞部位，传出后皮支呈放射状分布。

膈神经为混合性神经，是颈丛最重要的分支。发出后经前斜角肌前面下降至其内侧，穿锁骨下动、静脉之间入胸腔，然后经肺根前方，行于纵隔胸膜与心包之间下行至膈（图6-32）。其运动纤维支配膈肌，感觉纤维分布于心包、纵隔胸膜、膈胸膜和膈下的腹膜。

（二）臂丛

1. 组成和位置　臂丛由第5~8颈神经前支及第1胸神经前支的一部分组成。臂丛自斜角肌

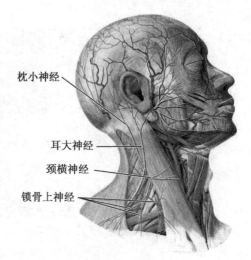

图6-31　颈丛的皮支

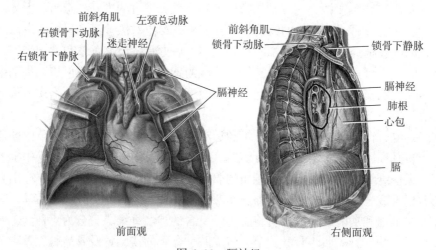

图6-32　膈神经

间隙穿出，行于锁骨下动脉后上方，经锁骨后方进入腋窝。从根部到锁骨后方的行程中，纤维分离重组，交织在一起，最后在腋动脉的内、后、外侧形成3个束，分别是内侧束、后束和外侧束，臂丛的大多数神经都是自这三束发出（图6-33）。在锁骨中点后方，臂丛各分支较集中，位置表浅，此处为进行臂丛阻滞麻醉的部位。

2. 分支（图6-34至图6-36）

（1）胸长神经：来自神经根部，在锁骨内侧端后方进入胸外侧壁，在前锯肌表面伴随胸外侧动脉走行，并控制该肌。该神经损伤后，前锯肌麻痹，肩胛骨内侧缘翘起，称为"翼状肩"，同时上肢上举困难。

（2）胸背神经：起自后束，沿肩胛骨外侧缘下行至背阔肌，并控制该肌运动。

（3）肌皮神经：自外侧束发出后，斜穿喙肱肌，经肱二头肌和肱肌之间下行，并发出分支支配上述三肌。主干在肘关节外侧穿出至皮下更名为前臂外侧皮神经，分布于前臂外侧面的皮肤。

（4）正中神经：由臂丛内侧束和外侧束的2个根合成，沿肱二头肌内侧沟，伴肱动脉

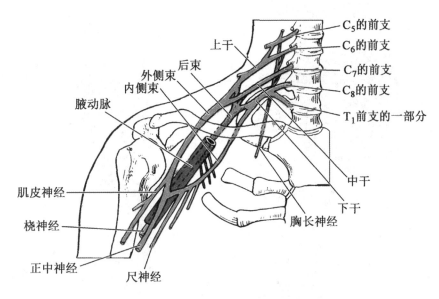

图 6-33 臂丛的组成

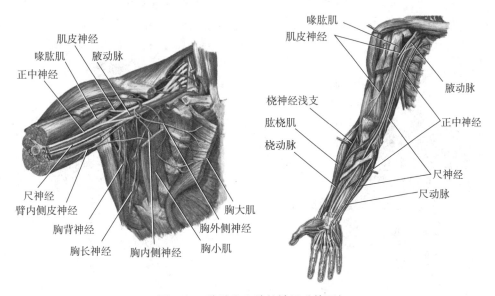

图 6-34 胸壁和上肢的神经（前面）

下行至肘窝，然后在前臂前群肌间沿正中线下行，经腕管至手掌，随即发出正中神经返支进入鱼际，本干发出分支至手掌及手指。正中神经在臂部无分支，在肘部和前臂发出肌支，支配除肱桡肌、尺侧腕屈肌和指深屈肌尺侧半以外所有前臂前群肌。在手掌支配除拇收肌以外的鱼际肌和第一、二蚓状肌。发出皮支，支配手掌桡侧 2/3 部分的皮肤、桡侧三个半指的掌面及其背面中节和远节的皮肤（图 6-37）。

（5）尺神经：发自臂丛内侧束，沿肱二头肌内侧沟，随肱动脉下行，在臂中部转向后下，经肱骨内上髁后方的尺神经沟进入前臂。在沟中尺神经位置表浅，紧贴骨面，骨折时易受损伤。尺神经在前臂尺侧腕屈肌深面随尺动脉下行，至腕关节上方约 5 cm 处，发出尺神经手背支，本干下行称尺神经掌支，经豌豆骨桡侧分为浅、深支入手掌。尺神经在前

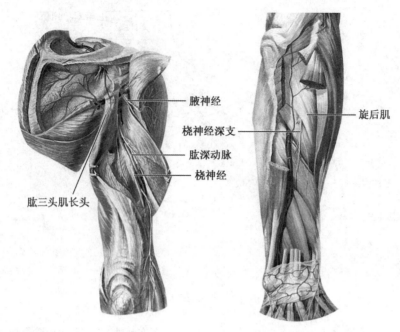

图 6-35 上肢的神经（后面）

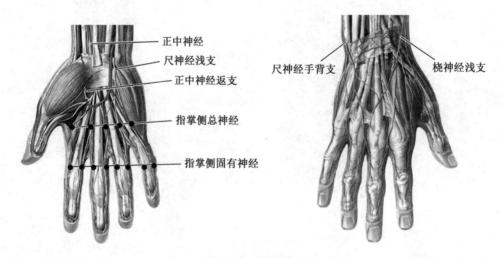

图 6-36 手的神经

臂发出肌支，支配尺侧腕屈肌和指深屈肌尺侧半。深支支配小鱼际、拇收肌、全部骨间肌及第三、四蚓状肌。浅支在手掌分布于小鱼际的皮肤和尺侧一个半指掌面皮肤。手背支分布于手背尺侧半和尺侧两个半指背面皮肤（第 3、4 指相邻侧只分布于近节背面的皮肤）（图 6-37）。

（6）桡神经：发自臂丛后束，在腋窝内位于腋动脉后方，继而伴随肱深动脉向后，在肱三头肌深面紧贴肱骨体的桡神经沟向下外行，到达肱骨外上髁前方分为浅支与深支。浅支为皮支，在肱桡肌深面伴桡动脉下行，至前臂中、下 1/3 段交界处转向手背，分布于手背桡侧半的皮肤及桡侧两个半指背面的皮肤；深支较粗，主要为肌支，穿旋后肌至前臂背侧，更名为骨间后神经，在指伸肌深面下降。桡神经在臂部和前臂发出肌支支配肱三头肌、肱桡肌及前臂后群所有肌，皮支分布于臂、前臂背侧和手背桡侧半及桡侧两个半手指近节背面皮肤（图6-37）。

（7）腋神经：发自臂丛后束，伴旋肱后动脉绕肱骨外科颈至三角肌深面。其肌支支配三角肌和小圆肌，皮支绕三角肌后缘分布于肩部和臂部上1/3段外侧面皮肤。若肱骨外科颈骨折伤及腋神经，则引起三角肌瘫痪，此时肱骨头外露，出现"方肩"畸形。

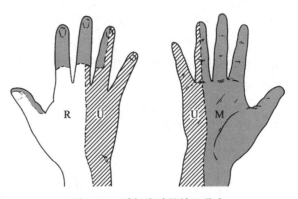

图6-37 手部皮肤的神经分布
M.正中神经；U.尺神经；R.桡神经

（三）胸神经前支

胸神经前支共12对。除第1对胸神经前支的大部分参与臂丛及第12对胸神经前支的小部分参与构成腰丛外，其余皆不形成丛。第1~11对胸神经前支位于相应肋间隙中，称肋间神经；第12对胸神经位于第12肋下方，称肋下神经。肋间神经和肋下神经的肌支分布于肋间肌和腹前外侧壁诸肌，皮支分布于胸、腹壁皮肤及壁胸膜、壁腹膜。

胸神经前支在胸、腹壁的节段性分布最为明显，由上而下依次排列如下：第2肋间神经（$T_2$）相当于胸骨角平面，第4肋间神经（$T_4$）相当于男性乳头平面，第6肋间神经（$T_6$）相当于剑突平面，第8肋间神经（$T_8$）相当于肋弓最低点平面，第10肋间神经（$T_{10}$）相当于脐平面，肋下神经（$T_{12}$）相当于脐与耻骨联合连线中点平面（图6-38）。临床常以节段性分布的感觉障碍来推断脊髓损伤平面的位置。

（四）腰丛

1. 组成和位置　腰丛由第12胸神经前支的一部分、第1~3腰神经前支和第4腰神经前支的一部分组成。第4腰神经前支的其余部分和第5腰神经前支合成腰骶干向下加入骶丛。腰丛位于腰大肌深面、腰椎横突前方。

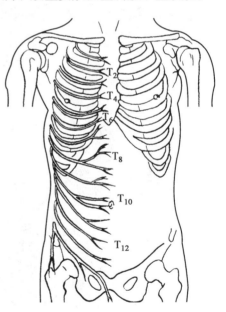

图6-38 肋间神经在胸、腹壁的分布

2. 主要分支（图6-39）

（1）髂腹下神经及髂腹股沟神经：以共同的神经干发自腰丛，再分为平行的两细支，经腰方肌前面行向外下，至髂嵴上方，进入腹横肌与腹内斜肌之间前行。髂腹下神经在髂前上棘内侧，穿出腹内斜肌，在腹外斜肌腱膜深面走行，达腹股沟管浅环上方，穿腱膜浅出于皮下。髂腹股沟神经于腹股沟韧带中点附近进入腹股沟管，并随精索或子宫圆韧带出浅环，分布于阴茎根部及阴囊或大阴唇皮肤。

（2）股外侧皮神经：自上而下经腹股沟韧带外侧半深面穿出至皮下，分布于大腿外侧面的皮肤。

（3）股神经：为腰丛中最大的分支，在腰大肌外侧缘和髂肌之间下行，经腹股沟韧带深面进入股三角,在股动脉外侧分为数支。肌支,支配耻骨肌、股四头肌及缝匠肌;皮支,分布于股前内侧区皮肤,其中最长的一支为隐神经,它伴随股动脉入收肌管,向下在膝关节内侧浅出至皮下后,与大隐静脉伴行,向下分布于小腿内侧面及足内侧缘皮肤(图6-40)。

(4)闭孔神经:自腰大肌内侧缘穿出,沿骨盆侧壁向前下走行,通过闭膜管至大腿内侧,分布于大腿内侧肌群和大腿内侧面的皮肤。

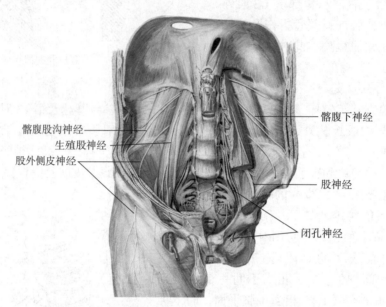

图6-39 腰丛的分布

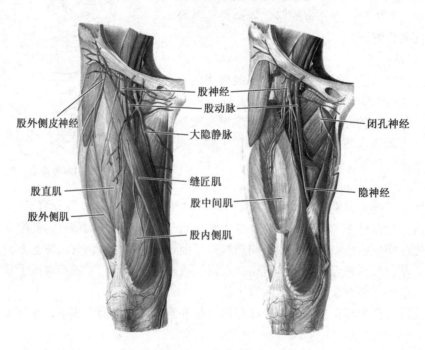

图6-40 股神经分布

（5）生殖股神经：自腰大肌前面穿出后，在该肌的前面向下，分为生殖支和股支，分布于提睾肌和阴囊（男性）、大阴唇（女性）及大腿内侧上部的皮肤。

（五）骶丛

1. 组成和位置　骶丛由腰骶干、全部骶神经前支及尾神经前支组成。骶丛位于骶骨及梨状肌前面。

2. 分支（图6-41）

（1）臀上神经：经梨状肌上孔出骨盆，支配臀中、小肌及阔筋膜张肌。

（2）臀下神经：经梨状肌下孔出骨盆，支配臀大肌。

（3）阴部神经：经梨状肌下孔出骨盆，绕坐骨棘经坐骨小孔入坐骨肛门窝，贴于此窝外侧壁向前，分为肛神经、会阴神经和阴茎背神经（男性）或阴蒂背神经（女性），分布于肛门、会阴部和外生殖器的肌肉和皮肤。

（4）股后皮神经：出梨状肌下孔至股后，分布于臀下部、股后部及腘窝的皮肤。

（5）坐骨神经：为全身最粗大的神经。通过梨状肌下孔出骨盆，在臀大肌深面下行，经大转子与坐骨结节之间至股后，于股二头肌深面继续下降，到达腘窝上方分为胫神经和腓总神经。在股后区，自坐骨神经本干发出肌支支配大腿后群肌（图6-42）。

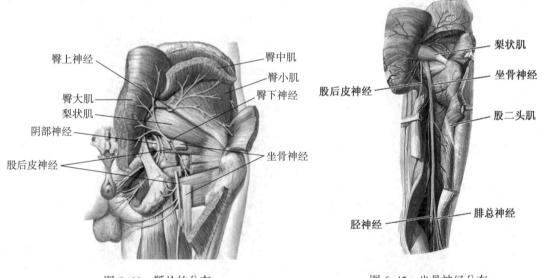

图6-41　骶丛的分布　　　　　　　图6-42　坐骨神经分布

胫神经：为坐骨神经本干的直接延续，沿腘窝中线下降，在小腿经小腿三头肌深面伴随胫后动脉下行，通过内踝后方分为足底内侧神经和足底外侧神经进入足底（图6-43）。胫神经在小腿分支分布于膝关节、小腿肌后群及小腿后面的皮肤。足底内、外侧神经分布于足底肌和皮肤。

腓总神经：沿腘窝上外侧缘下降，绕腓骨颈外侧向前，穿腓骨长肌起始部达小腿前面，分为2支：①腓浅神经，下行于小腿外侧群肌之间，并支配此群肌。本干下行于小腿中、下1/3段交界处浅出于皮下，分布于小腿前外侧面、足背及第2~5趾背面的皮肤。②腓深神经，在小腿前群肌深面，伴胫前动脉下降，支配小腿前肌群及足背肌。终末支分

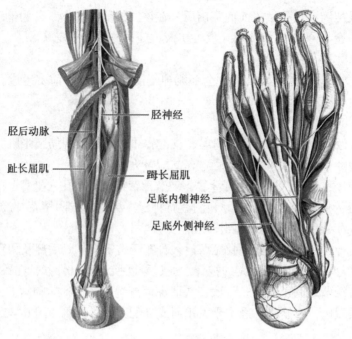

图 6-43 小腿后面及足底的神经

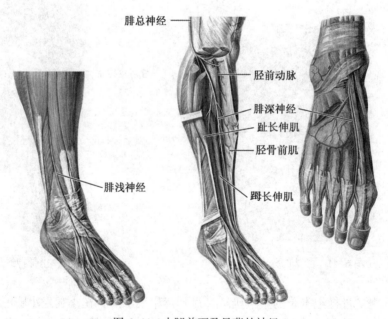

图 6-44 小腿前面及足背的神经

布于第 1、2 趾相对缘背面的皮肤（图 6-44）。

胫神经损伤时可致：运动障碍，表现为足不能跖屈、不能屈趾和足内翻；感觉障碍，表现为小腿后面及足底感觉迟钝或丧失；足畸形，因小腿肌前、外侧群的牵拉，足呈背屈外翻状态，为"钩状足"。腓总神经损伤后的足畸形为"马蹄内翻足"，表现为足不能背屈，趾不能伸，足下垂和内翻（图 6-45）。这是由于小腿前群肌和外侧群肌瘫痪引起的。

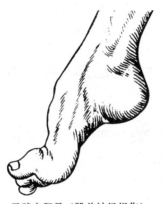
马蹄内翻足（腓总神经损伤）

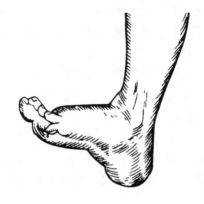
钩状足（胫神经损伤）

图 6-45　神经损伤后足的畸形

## 二、脑神经

### （一）概述

脑神经是连接于脑的神经，共12对，其顺序和名称是：Ⅰ嗅神经、Ⅱ视神经、Ⅲ动眼神经、Ⅳ滑车神经、Ⅴ三叉神经、Ⅵ展神经、Ⅶ面神经、Ⅷ前庭蜗神经、Ⅸ舌咽神经、Ⅹ迷走神经、Ⅺ副神经、Ⅻ舌下神经（图6-46）。

脑神经中含有7种纤维成分，分4类。

1. 躯体感觉纤维　将来自头面部浅、深的感觉冲动，传入脑内的躯体感觉核。其中一般躯体感觉纤维分布于皮肤、骨骼肌和眼球及鼻的部分黏膜；特殊躯体感觉纤维分布于视器和前庭蜗器。

2. 内脏感觉纤维　将来自头、颈、胸和腹部器官的一般内脏感觉冲动及味蕾的特殊内脏感觉（味觉）冲动，传入脑内的内脏感觉核（孤束核）。

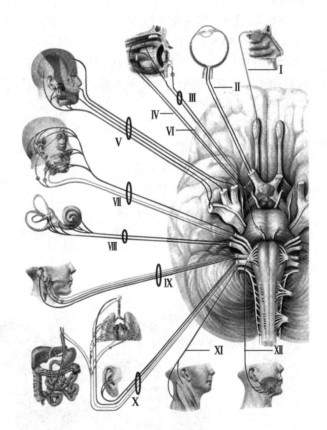

图 6-46　脑神经示意图

3. 躯体运动纤维　脑干内的躯体运动核发出的轴突，支配眼外肌和舌肌。

4. 内脏运动纤维　脑干内的一般内脏运动核发出的轴突，在脑神经内又称副交感纤维，属节前纤维，这种纤维需在所支配器官附近或器官壁内的内脏运动神经节交换神经元。节内的神经元发出的轴突称节后纤维，节后纤维分布于所支配的平滑肌、心肌和腺体。脑干特殊内脏运动核发出的纤维，分布于咀嚼肌、面肌和咽喉肌等。

根据脑神经所含纤维性质的不同,将脑神经分为感觉性脑神经(Ⅰ、Ⅱ、Ⅷ)、运动性脑神经(Ⅲ、Ⅳ、Ⅵ、Ⅺ、Ⅻ)和混合性脑神经(Ⅴ、Ⅶ、Ⅸ、Ⅹ)。

(二)嗅神经

嗅神经为感觉性脑神经,传导嗅觉。起自鼻腔嗅区黏膜的嗅细胞,其周围突分布于嗅黏膜上皮,中枢突向上穿筛孔入颅腔止于嗅球。

(三)视神经

视神经为感觉性脑神经。由视网膜内的节细胞轴突在视网膜后部集中形成视神经盘,然后穿出巩膜构成视神经。视神经离开眼球行向后内方,穿视神经管入颅腔,形成视交叉,再经视束止于外侧膝状体,传导视觉冲动(图6-47)。

(四)动眼神经

动眼神经为运动性脑神经。由动眼神经核发出的躯体运动纤维和动眼神经副核发出的内脏运动(副交感)纤维组成。自中脑脚间窝出脑,经海绵窦外侧壁向前,穿眶上裂进入眶内。躯体运动纤维支配上睑提肌、上直肌、下直肌、内直肌和下斜肌;副交感纤维进入位于视神经外侧的睫状神经节内交换神经元,发出节后纤维支配瞳孔括约肌和睫状肌(图6-47)。

(五)滑车神经

滑车神经为运动性脑神经。由滑车神经核发出的躯体运动纤维组成。绕过大脑脚外侧向前,经海绵窦外侧壁及眶上裂入眶内,支配上斜肌(图6-47)。

(六)三叉神经

三叉神经是由粗大的感觉根和细小的运动根组成的混合性脑神经。含有终于三叉神经脊束核、三叉神经脑桥核和三叉神经中脑核的躯体感觉纤维及起自三叉神经运动核的躯体运动纤维。在感觉根上有三叉神经节,此节位于颞骨岩部尖端的前面(图6-47,图6-48)。三叉神经的分支如下:

1. 眼神经 为感觉性脑神经。向前沿海绵窦外侧壁,经眶上裂入眶内,分支分布于鼻背皮肤、鼻黏膜、上眼睑、泪囊、眼球壁、额顶部皮肤。

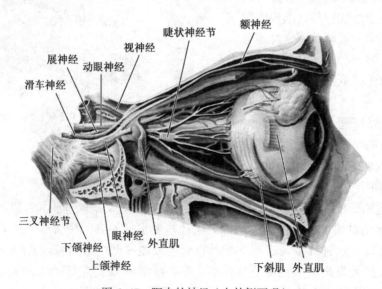

图6-47 眶内的神经(右外侧面观)

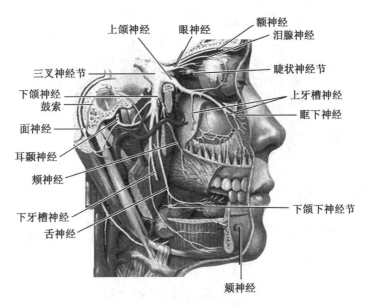

图 6-48　三叉神经的分布

2. 上颌神经　为感觉性脑神经。经圆孔出颅腔，至翼腭窝内分为数支分布于下睑、鼻翼、上唇皮肤和上颌尖牙。

3. 下颌神经　为混合性脑神经，含躯体感觉纤维和三叉神经运动核发出的运动纤维。下颌神经从卵圆孔出颅腔，发出肌支支配咀嚼肌等，感觉纤维分布于腮腺、颞区皮肤、下颌牙、下唇皮肤、颊部皮肤和舌前 2/3 部的黏膜。

三叉神经各大分支在头面部皮肤的分布范围如下：眼神经分布于鼻背和睑裂以上至颅顶矢状缝中点的外侧区域皮肤；上颌神经分布于鼻翼、睑裂与口裂之间的部位及向后上至翼点的狭长区域皮肤；下颌神经分布于口裂与下颌底之间，并向后上至耳前上方的带状区域皮肤（图 6-49）。

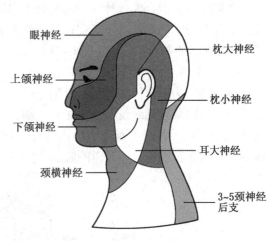

图 6-49　头面部皮神经分布

（七）展神经

展神经为运动性脑神经，由起自展神经核的躯体运动纤维组成。在延髓脑桥沟的中线两侧锥体上方出脑，向前经海绵窦及眶上裂入眶，支配外直肌（图 6-47）。

（八）面神经

面神经为混合性脑神经。其发自面神经核的特殊内脏运动纤维主要支配面肌的运动；发自上泌涎核的一般内脏运动纤维经鼓索和岩大神经分布于下颌下腺、舌下腺、泪腺及鼻、腭部的黏液腺，支配其分泌活动；终于孤束核头端的特殊内脏感觉（味觉）纤维经鼓索和舌神经分布于舌前 2/3 的味蕾（图 6-48，图 6-50）。

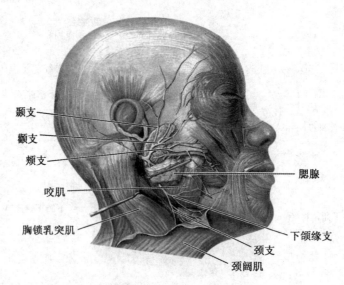

图 6-50　面神经在面部的分支

### （九）前庭蜗神经

前庭蜗神经为感觉性脑神经，由前庭神经和蜗神经组成。前庭神经传导平衡觉冲动，蜗神经传导听觉冲动。

### （十）舌咽神经

舌咽神经为混合性脑神经。其发自下泌涎核的一般内脏运动纤维经岩小神经分布于腮腺，支配其分泌活动；终于孤束核的特殊内脏感觉（味觉）纤维和一般内脏感觉纤维分布于舌后 1/3 部的黏膜和味蕾（图 6-51）。

### （十一）迷走神经

迷走神经为混合性脑神经，是脑神经中行程最长、分布最广的神经。其发自迷走神经背核的一般内脏运动纤维，分布于心、肺、肝及结肠左曲以上的消化管；发自疑核的特殊内脏运动纤维，经喉上神经、喉返神经支配咽喉肌；终于孤束核下部的一般内脏感觉纤维，分布于颈部和胸、腹腔内的脏器（图 6-51 至图 6-54）。

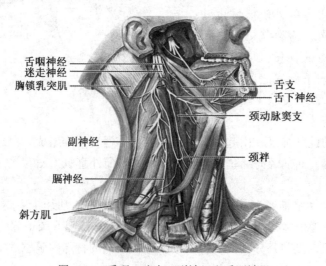

图 6-51　舌咽、迷走、副神经和舌下神经

（十二）副神经

副神经为运动性脑神经。由起自副神经核的特殊内脏运动纤维组成，支配胸锁乳突肌和斜方肌（图6-51，图6-52）。

（十三）舌下神经

舌下神经为运动性脑神经，起自舌下神经核，支配舌肌（图6-51）。

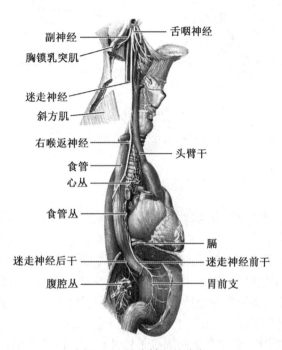

图6-52　迷走神经的分布

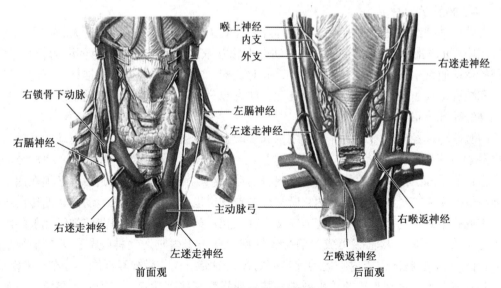

图6-53　喉上神经和喉返神经

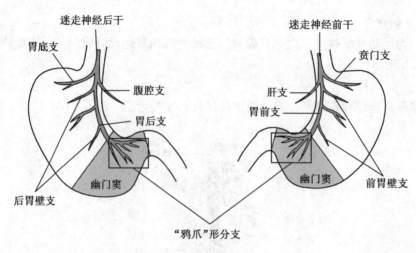

图 6-54 迷走神经胃部的分支

## 三、内脏神经

内脏神经主要分布于内脏、心血管和腺体,含有感觉和运动 2 种神经纤维成分。

（一）内脏感觉神经

内脏器官内有很多感受器,包括痛觉感受器、压力感受器和化学感受器等,均受内脏感觉神经分布。内脏感觉神经元胞体为假单极神经元,位于脊神经节和某些脑神经节（如迷走神经下节）内,其中枢突经脊神经后根或脑神经进入脊髓或脑干,其周围突随内脏运动神经纤维（交感神经或副交感神经）分布于所支配的器官。

与躯体感觉具有敏锐、定位和定性准确等特性相比,内脏感觉则阈值较高、定位不明确、定性不清楚,受到刺激时产生持续时间较长、定位不够准确的钝痛。

（二）内脏运动神经

内脏运动神经又称自主神经或植物神经。同躯体运动神经一样,也受大脑皮质和皮质下各级中枢的控制和调节,它们之间在功能上相互依存,以维持机体内环境的相对稳定。内脏的运动通常由交感和副交感 2 种纤维同时支配,它们在功能上互相拮抗和制约。某些器官和结构,仅由一种内脏运动神经支配,如大部分血管的平滑肌、竖毛肌和汗腺,只有交感神经纤维分布（图 6-55）。

内脏运动神经与躯体运动神经在结构和功能上有较大的差异：①内脏运动神经的低级中枢分别位于脑干、脊髓的 $T_1 \sim L_3$ 节段侧角及 $S_2 \sim S_4$ 节段外侧部,而躯体运动神经的低级中枢在脑干和全部脊髓的前角内。②内脏运动神经从脊髓或脑干发出后,必须在内脏运动神经节内交换神经元,才能到达它所支配的器官,也就是说,内脏运动神经的传出纤维从脊髓或脑干到达它所支配的器官需经 2 个神经元：第一个神经元（节前神经元）的胞体位于脊髓或脑干内,其轴突组成节前神经纤维,终止于内脏运动神经节;第二个神经元（节后神经元）的胞体位于内脏运动神经节内,其轴突组成节后神经纤维,分布于平滑肌、心肌和腺体。躯体运动神经的传出纤维从脑干或脊髓直接到达它所支配的骨骼肌,只有一个神经元。③内脏运动神经有交感、副交感 2 种纤维成分,它们大多共同支配同一器官;而脑神经、脊神经的传出纤维只有 1 种成分。④内脏运动神经分布于心肌、平滑肌和腺体,

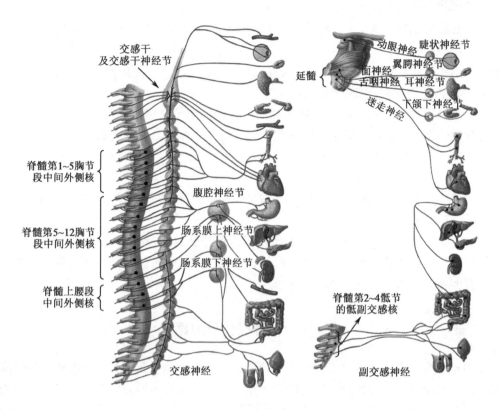

图 6-55 内脏运动神经概况

在一定程度上不受意志支配；而躯体运动神经的传出纤维分布于骨骼肌，受意志支配。

1. 交感神经 交感神经的低级中枢位于脊髓第 1 胸节至第 3 腰节的灰质侧角内，周围部包括节前神经纤维、交感神经节和节后神经纤维。交感神经节分为位于脊柱两旁的交感干神经节（椎旁神经节）和在脊柱前方的椎前神经节（包括腹腔神经节、主动脉肾神经节、肠系膜上神经节和肠系膜下神经节等）。

交感干神经节每侧 22~25 个，借节间支互相连接，形成交感干。左、右 2 条交感干的上端近颅底，下端在尾骨前面互相合并。

交感神经节前神经纤维和节后神经纤维的分布有一定的规律：由脊髓第 1~5 胸节侧角发出的节前纤维，交换神经元后，节后纤维分布于头、颈、胸腔脏器和上肢；由脊髓第 5~12 胸节侧角发出的节前纤维，交换神经元后，节后纤维分布于肝、胰、肾、脾和结肠左曲以上的消化管及胸、腹壁；由脊髓第 1~3 腰节侧角发出的节前纤维，交换神经元后，节后纤维分布于结肠左曲以下的消化管、盆腔脏器和下肢。

2. 副交感神经 副交感神经的低级中枢为位于脑干内的一般内脏运动核和脊髓第 2~4 骶节的骶副交感核，周围部包括节前神经纤维、副交感神经节和节后神经纤维。副交感神经节位于所支配器官的附近或器官壁内，称器官旁节或器官内节。

（1）脑干的副交感神经：脑干的一般内脏运动核发出的节前神经纤维，加入第Ⅲ、Ⅶ、Ⅸ、Ⅹ 4 对脑神经，经各自的副交感神经节交换神经元之后，其节后神经纤维分别支配下列器官：瞳孔括约肌和睫状肌（动眼神经），泪腺、下颌下腺和舌下腺（面神经），腮腺（舌咽神经），胸腔器官、腹腔内结肠左曲以上的消化管及肝、胰、肾、脾等器官（迷走神经）。

（2）脊髓的副交感神经：脊髓第2~4骶节的骶副交感核发出的节前神经纤维，随骶神经前支出骶前孔后，构成盆内脏神经，到达所支配器官附近或器官壁内的副交感神经节交换神经元后，节后神经纤维分布于结肠左曲以下的消化管、盆腔脏器及外生殖器。

3. 交感神经与副交感神经的区别

（1）低级中枢的位置不同：交感神经的低级中枢位于脊髓第1胸节至第3腰节侧角，副交感神经的低级中枢位于脑干内的一般内脏运动核和脊髓第2~4骶节的骶副交感核。

（2）神经节的位置不同：交感神经节在脊柱两旁或脊柱前方，副交感神经节在器官附近或器官壁内。

（3）节前、节后纤维的长短不同：交感神经的节前纤维短，节后纤维长；副交感神经的节前纤维长，节后纤维短。

（4）分布范围不同：交感神经分布较广，包括心肌、全身平滑肌（瞳孔括约肌除外）和腺体；副交感神经分布不如交感神经广泛，大部分血管平滑肌、瞳孔开大肌、汗腺、竖毛肌和肾上腺髓质无副交感神经纤维分布。

## 第四节　神经传导通路

在神经系统完成反射活动的过程中，神经冲动的传递是在几个神经元组成的神经链内进行的，这种传递冲动的神经链称为传导通路。按照信息的传导方向不同，可把神经传导通路分为上行和下行2种。前者主要是由感受器向高位中枢（包括大脑皮质）输入感觉信息的路径，又称感觉传导通路；后者主要是由大脑皮质传递控制肢体及内脏运动信息的路径，又称运动传导通路。

### 一、感觉传导通路

感觉传导通路主要包括浅感觉、本体（深）感觉及视觉、听觉、平衡觉等传导通路。

1. 浅感觉传导通路　主要传导皮肤和部分黏膜的痛觉、温度觉、粗触觉和压觉的冲动，由三级神经元组成。包括躯干、四肢的浅感觉传导通路和头面部的浅感觉传导通路（图6-56）。

（1）躯干、四肢的浅感觉传导通路：第1级神经元是位于脊神经后根的脊神经节细胞，其周围突经脊神经分布于躯干、四肢皮肤的痛觉、温度觉、粗触觉和压觉感受器；中枢突经脊神经后根进入脊髓，终止于第2级神经元。第2级神经元位于脊髓后角，其轴突上行1~2个节段，经白质前连合交叉至对侧继续上行，其中传导痛觉、温度觉的纤维形成脊髓丘脑侧束，传导粗触觉和压觉的纤维形成脊髓丘脑前束，两束合称脊髓丘脑束，上行终止于背侧丘脑腹后外侧核，即第3级神经元，其轴突参与构成丘脑中央辐射，经内囊后肢，投射到大脑皮质中央后回中上2/3部和中央旁小叶后部。

（2）头面部的浅感觉传导通路：第1级神经元是三叉神经节细胞，其周围突经三叉神经分支分布于头面部皮肤及口腔、鼻腔黏膜的痛觉、温度觉、触觉和压觉感受器，中枢突经三叉神经感觉根入脑干，止于三叉神经脊束核和三叉神经脑桥核，即第2级神经元，它们发出的纤维交叉至对侧，组成三叉丘系，上行终止于背侧丘脑腹后内侧核，即第3级神经元，其轴突参与构成丘脑中央辐射，经内囊后肢，投射到大脑皮质中央后回

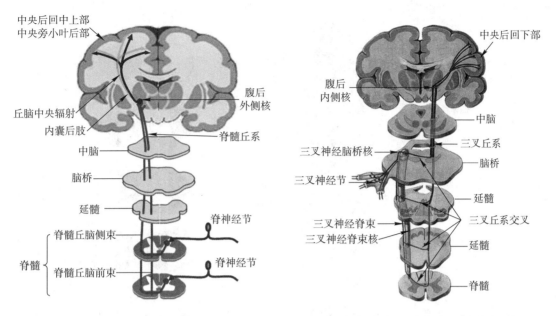

躯干、四肢痛觉、温度觉、粗触觉和压觉传导通路　　头面部痛觉、温度觉、粗触觉和压觉传导通路

图 6-56　浅感觉传导通路

下 1/3 部。

2. **本体（深）感觉传导通路**　本体感觉又称深感觉，是指肌、腱、关节等在运动或静止时产生的感觉，包括位置觉、运动觉和振动觉。此外，还传导皮肤的精细触觉（如辨别两点间距离、物体纹理粗细等的感觉）。该传导通路由三级神经元组成（图 6-57）：第 1 级神经元是脊神经节细胞，其周围突分布于肌、腱、关节等处的本体感受器和皮肤的精细触觉感受器；中枢突经脊神经后根进入脊髓后索，其中，来自第 5 胸节以下、行于后索内侧部的神经纤维组成薄束，来自第 4 胸节以上、行于后索外侧部的神经纤维组成楔束，两束上行分

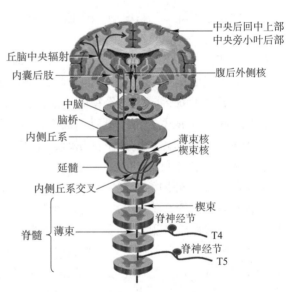

图 6-57　本体（深）感觉传导通路

别止于延髓背侧的薄束核和楔束核，即第 2 级神经元，它们发出的纤维在延髓中央管腹侧交叉至对侧，称内侧丘系交叉，交叉后的纤维称内侧丘系，继续上行终止于背侧丘脑腹后外侧核，即第 3 级神经元，其轴突参与构成丘脑中央辐射，经内囊后肢，投射到中央后回中上 2/3 部和中央旁小叶后部。

3. **视觉传导通路和瞳孔对光反射通路**

（1）视觉传导通路：由三级神经元组成（图 6-58）：第 1 级神经元是视网膜的双极细胞，其周围突与视网膜外层的视杆细胞和视锥细胞形成突触，中枢突与视网膜内层的节

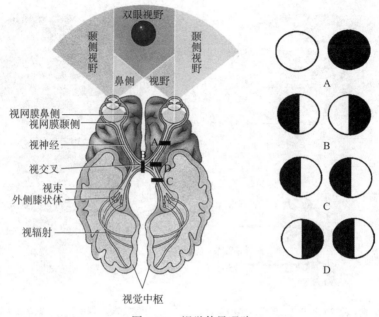

图 6-58　视觉传导通路

细胞，即第 2 级神经元相突触。节细胞的轴突在视神经盘处组成视神经，经视神经管入颅腔，形成视交叉（来自两眼视网膜鼻侧半的纤维相交叉，颞侧半的纤维不交叉），并延续为视束，绕大脑脚向后终止于外侧膝状体，即第 3 级神经元，其轴突参与组成视辐射，经内囊后肢投射到枕叶距状沟上下的皮质，产生视觉。

视野是指眼球固定向前平视时所能看到的空间范围。由于眼球屈光装置对光线的折射作用，鼻侧半视野的物象投射到颞侧半视网膜，颞侧半视野的物象投射到鼻侧半视网膜。当视觉传导通路不同部位损伤时，可引起不同的视野缺损：一侧视神经损伤，可致该侧眼视野全盲（图 6-58A）；视交叉中部交叉纤维损伤，可致双眼颞侧半视野偏盲（图 6-58B）；视交叉外侧部不交叉纤维损伤，致患侧眼鼻侧半视野偏盲（图 6-58D）；一侧视束、视辐射、外侧膝状体或视区皮质损伤，可致双眼病灶对侧半视野同向性偏盲（如左侧视束损伤，致左眼鼻侧半视野和右眼颞侧半视野偏盲，图 6-58C）。

（2）瞳孔对光反射通路：强光照射一侧眼瞳孔时，引起两眼瞳孔缩小的反应称为瞳孔对光反射。其中光照侧瞳孔缩小的反应，称直接对光反射；未光照侧瞳孔缩小的反应，称间接对光反射。

瞳孔对光反射通路如下：强光刺激视网膜，经视神经、视交叉、两侧视束传入中脑，到达上丘上部顶盖前区的对光反射中枢，由此发出的纤维入两侧动眼神经副核，该核发出的纤维经动眼神经到达睫状神经节（节内交换神经元），此节发出的节后纤维分布于瞳孔括约肌，使两侧瞳孔缩小。

4. 听觉传导通路　由四级神经元组成：第 1 级神经元是蜗神经节内的双极细胞，其周围突分布于内耳螺旋器（Corti 器），中枢突组成蜗神经，与前庭神经（合称为前庭蜗神经）一起在延髓脑桥沟入脑，止于蜗神经核，即第 2 级神经元，其发出的纤维称为外侧丘系，大部分交叉至对侧，少许纤维不交叉，故外侧丘系接受双侧蜗神经核的纤维。外侧丘系的纤维止于下丘核，即第 3 级神经元，其发出的纤维止于内侧膝状体，即第 4 级神经元，其轴突参与组成听辐射，经内囊后肢止于颞横回听觉中枢。听觉通路是双侧传导的，若一侧通路在外侧丘系及以上受损，不会产生明显听觉障碍；若伤及蜗神经或内耳，则将导致听觉障碍。

## 二、运动传导通路

运动传导通路是指大脑皮质与躯体及内脏活动间的神经联系，由两级神经元组成，即上运动神经元和下运动神经元。上运动神经元为大脑皮质的运动神经细胞，下运动神经元是脑干运动核和脊髓前角的运动神经细胞。运动传导通路主要为锥体系和锥体外系。

1. 锥体系  支配骨骼肌的随意运动。上运动神经元为位于中央前回和中央旁小叶前部的锥体细胞，轴突组成锥体束，其中下行至脊髓前角的纤维束为皮质脊髓束，至脑干内躯体运动核和特殊内脏运动核的纤维束称皮质核束。

（1）皮质脊髓束：中央前回中、上部和中央旁小叶前部等处皮质的锥体细胞，其轴突集聚组成皮质脊髓束，下行经内囊后肢前部、大脑脚底、脑桥基底部至延髓锥体；在锥体下缘，其中 75%～90% 的纤维交叉至对侧，形成锥体交叉。交叉后的纤维在对侧脊髓外侧索继续下行，称皮质脊髓侧束，止于脊髓各节段的前角细胞，主要支配四肢肌；在延髓锥体，小部分纤维不交叉，在同侧脊髓前索内下行，形成皮质脊髓前束，其部分纤维经白质前连合交叉至对侧脊髓前角，此束只达脊髓胸节，支配上肢肌和躯干肌；另有少许皮质脊髓前束纤维始终不交叉，终止于同侧前角细胞，主要支配躯干肌（图 6-59）。所以躯干肌受双侧大脑皮质支配，而上、下肢肌只受对侧大脑皮质支配。当一侧皮质脊髓束在锥体交叉以上损伤时，主要引起对侧肢体瘫痪，而躯干肌不受明显影响。

（2）皮质核束：又称皮质脑干束，中央

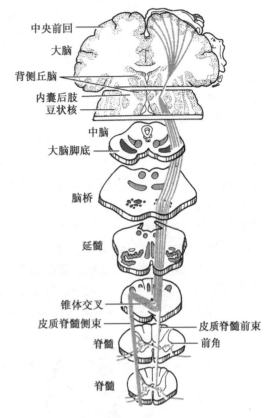

图 6-59  皮质脊髓束

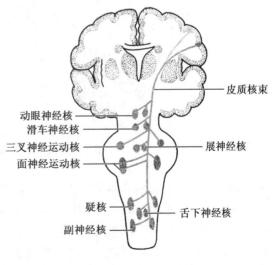

图 6-60  皮质核束

前回下 1/3 部的锥体细胞，其轴突组成皮质核束，经内囊膝下行至大脑脚底，陆续发出纤维，止于双侧大部分脑神经运动核（动眼神经核、滑车神经核、展神经核、三叉神经运动核、面神经核上半、疑核和副神经核），但是面神经核下半和舌下神经核只接受对侧皮质核束的纤维（图 6-60）。因此，除支配眼裂以下面肌的面神经核和支配舌肌的舌下神经核只接受对侧皮质核束纤维外，其他脑神经运动核均接受双侧皮质核束的纤维。

临床上一侧上运动神经元损伤，可导致中枢性面瘫和中枢性舌瘫。中枢性面瘫即对侧眼裂以下面肌瘫痪，表现为病灶对侧鼻唇沟变浅，口角低垂并向病灶侧偏斜，流涎，不能鼓腮和露齿等；中枢性舌瘫表现为病灶对侧舌肌瘫痪，早期舌肌无萎缩，伸舌时舌尖偏向病灶对侧。

一侧面神经核受损，可致病灶侧所有面肌瘫痪，表现为病灶侧额纹消失，眼不能闭，口角下垂，鼻唇沟消失；一侧舌下神经核受损，可致病灶侧全部舌肌瘫痪，表现为伸舌时舌尖偏向病灶侧，以上即为下运动神经元损伤的症状。

锥体系不同部位损伤都可引起其支配区域骨骼肌的随意运动障碍而发生瘫痪。其中，上运动神经元及其发出的纤维的损伤称为上运动神经元瘫痪（核上瘫），又称痉挛性瘫痪（硬瘫）；下运动神经元及其发出的纤维的损伤称为下运动神经元瘫痪（核下瘫），又称弛缓性瘫痪（软瘫）。上运动神经元瘫痪的临床表现为：肌张力增高、深反射亢进、浅反射消失、病理反射阳性，但早期肌萎缩不明显；下运动神经元瘫痪的临床表现为：肌张力降低、深反射和浅反射消失、病理反射阴性、肌肉萎缩（图 6-61）。

2. 锥体外系　锥体系以外与躯体运动有关的传导通路统称为锥体外系，在种系发生

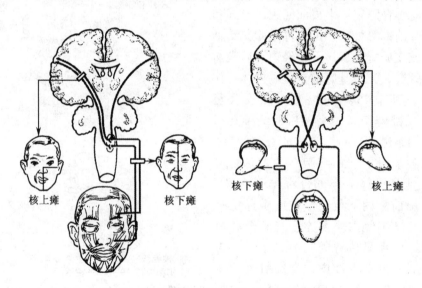

图 6-61　面肌和舌肌的核上瘫和核下瘫

上比较古老，主要功能是调节肌张力、协调肌肉的运动、维持体态姿势和习惯性动作（如走路时的双臂自然摆动）等。锥体外系结构较复杂，涉及脑内许多结构，包括大脑皮质、纹状体、背侧丘脑、中脑顶盖、红核、黑质、小脑和脑干网状结构等，通过复杂的环路对躯体运动进行调节，确保锥体系进行精细的随意运动。锥体系与锥体外系在运动功能上是相互依赖、不可分割的一个整体。

## 第五节 脑和脊髓的被膜、血管及脑脊液循环

### 一、脑和脊髓的被膜

脑和脊髓表面包有3层被膜，由外向内为硬膜、蛛网膜和软膜，具有支持、保护、营养脑和脊髓的作用。

1. 脊髓的被膜　分3层：外层是硬脊膜，中层是脊髓蛛网膜，内层是软脊膜（图6-62）。

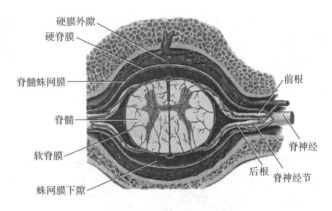

图6-62　脊髓的被膜

（1）硬脊膜：由致密结缔组织构成，厚而坚韧，呈囊状包裹脊髓。上端附于枕骨大孔边缘，与硬脑膜相延续，下端在第2骶椎水平变细，包裹终丝，末端附于尾骨。硬脊膜与椎管内面的骨膜之间的间隙称硬膜外隙，内含疏松结缔组织、脂肪、淋巴管和椎内静脉丛，并有脊神经根通过。此间隙内略呈负压，临床上常在此处进行硬膜外麻醉。

（2）脊髓蛛网膜：位于硬脊膜与软脊膜之间，向上与脑蛛网膜直接延续。其与软脊膜之间有较宽阔的间隙，称蛛网膜下隙，此间隙内充满脑脊液。此隙下部，自脊髓下端至第2骶椎水平扩大，称终池，内有马尾。临床上常在第3～4或第4～5腰椎间进行穿刺，以抽取脑脊液或注射药物而不损伤脊髓。

（3）软脊膜：薄而富有血管，紧贴脊髓表面，并深入脊髓沟裂中，至脊髓下端移行为终丝。软脊膜在两侧脊神经前、后根之间形成齿状韧带，向外经蛛网膜附于硬脊膜，起固定脊髓的作用。

2. 脑的被膜　分3层：外层是硬脑膜，中层是脑蛛网膜，内层是软脑膜（图6-63）。

（1）硬脑膜：较坚韧，由2层构成，2层之间有丰富的血管和神经。硬脑膜内层折叠，伸入脑各部之间形成特殊结构，对脑起固定和承托作用。主要有大脑镰、小脑镰和小脑幕。

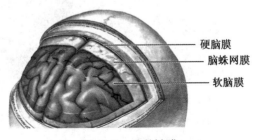

图6-63　脑的被膜

硬脑膜在某些部位两层相互分开,其间衬以内皮细胞,形成硬脑膜窦,内含静脉血,窦壁无平滑肌,不能收缩,出血时难以止血,易形成颅腔内血肿。主要的硬脑膜窦有上矢状窦、下矢状窦、直窦、横窦、乙状窦、窦汇和海绵窦(图6-64,图6-65)。其中海绵窦位于蝶鞍两侧,为两层硬脑膜间的不规则腔隙。海绵窦内侧壁有颈内动脉和展神经通过,在海绵窦的外侧壁,自上而下有动眼神经、滑车神经、三叉神经的分支眼神经和上颌神经通过。

(2)脑蛛网膜:与脊髓蛛网膜相延续,缺乏血管和神经,包绕整个脑。其与硬脑膜之间有硬膜下隙,与软脑膜之间有蛛网膜下隙,该隙与脊髓蛛网膜下隙相通,内含脑脊液。脑蛛网膜下隙某些部位扩大称为蛛网膜下池,主要有小脑延髓池等。脑蛛网膜在上矢状窦附近形成许多绒毛状突起,突入硬脑膜窦内,称为蛛网膜粒,脑脊液经蛛网膜粒渗入硬脑膜窦,回流入静脉。

(3)软脑膜:薄而富有血管,紧贴脑表面,并伸入脑的沟裂中。在脑室的一定部位,软脑膜及其血管与该部位的室管膜上皮共同形成脉络组织,并反复分支形成脉络丛。脉络丛是产生脑脊液的主要结构。

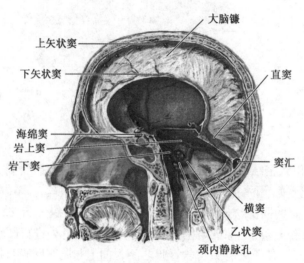

图6-64 硬脑膜形成的结构及硬脑膜窦(矢状切面)

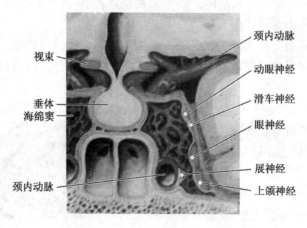

图6-65 海绵窦

## 二、脑和脊髓的血管

1. 脑的动脉　脑的血供来源于颈内动脉和椎动脉。颈内动脉主要供应大脑半球前 2/3 和间脑的前部；两侧椎动脉合为一条基底动脉，主要供应大脑后 1/3（包括枕叶、颞叶下面及内侧面）、间脑、脑干、小脑和脊髓（图6-66 至图6-68）。

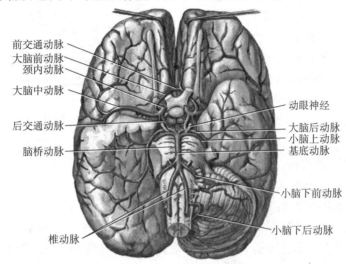

图 6-66　脑底的动脉

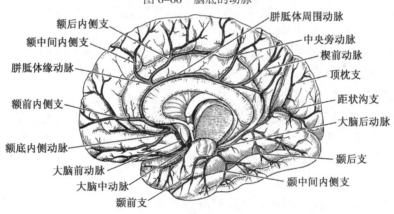

图 6-67　大脑半球内侧面的动脉

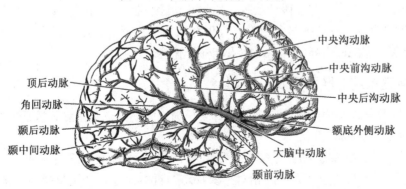

图 6-68　大脑半球外侧面的动脉

（1）颈内动脉：起自颈总动脉，经颈部上行至颅底，穿颞骨的颈动脉管入颅，主要分支有：①大脑前动脉，进入大脑纵裂，与对侧的同名动脉借前交通动脉相连，分皮质支分布于顶枕沟以前的半球内侧面和额、顶两叶的上外侧面；中央支经前穿质进入脑实质，供应尾状核、豆状核前部和内囊前肢。②大脑中动脉，是颈内动脉的直接延续，沿大脑外侧沟向后行，分皮质支供应大脑半球上背外侧面的大部分和岛叶（顶枕沟以前）；中央支垂直穿入脑实质，供应尾状核、豆状核、内囊膝和后肢（图6-69）。③后交通动脉，自颈内动脉发出，向后与大脑后动脉吻合，是颈内动脉系与椎–基底动脉系的吻合支。

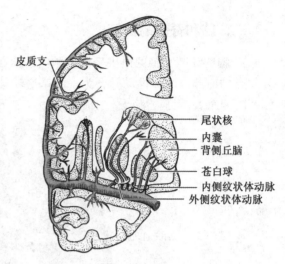

图6-69　大脑中动脉的中央支和皮质支

（2）椎动脉：起自锁骨下动脉，穿第6至第1颈椎横突孔，经枕骨大孔入颅腔。在脑桥与延髓交界处，左、右椎动脉合成一条基底动脉，沿基底沟上行，至脑桥上缘分为左、右大脑后动脉，大脑后动脉分出皮质支分布于颞叶内侧面、底面及枕叶，中央支分布于背侧丘脑、后丘脑、下丘脑和底丘脑等。大脑后动脉借后交通动脉与颈内动脉交通。

（3）大脑动脉环：又称Willis环，位于脑底下方，由前交通动脉、两侧大脑前动脉起始段、两侧颈内动脉末端、后交通动脉和两侧大脑后动脉的起始段吻合而成（图6-66）。通过此环，两侧颈内动脉系与椎–基底动脉系得以相互交通，也使左、右大脑半球的动脉相连。

2. 脑的静脉　脑的静脉无瓣膜，不与动脉伴行，可分为浅、深2组，2组之间相互吻合。浅组主要有大脑上静脉、大脑中静脉和大脑下静脉，收集脑皮质及皮质下髓质的静脉血，注入邻近的静脉窦；深组主要有大脑内静脉和大脑大静脉，收集大脑半球深部的髓质、基底核、间脑和脑室脉络丛等处的静脉血，注入直窦。两组静脉最终经硬脑膜窦回流入颈内静脉。

3. 脊髓的动脉　有2个来源：纵行和横行动脉，两者相互吻合。①纵行动脉：来自椎动脉的一条脊髓前动脉和两条脊髓后动脉，分别纵行于脊髓前正中裂和脊髓后外侧沟内。②横行动脉：来自一些节段性动脉，如颈升动脉、肋间后动脉、腰动脉的脊髓支等。

4. 脊髓的静脉　较动脉多而粗大，收集脊髓内的小静脉，最后汇合成脊髓前、后静脉，注入硬膜外隙的椎内静脉丛，再注入椎外静脉丛返回心。

### 三、脑室系统、脑脊液及其循环

脑室系统是指端脑内的侧脑室、两侧背侧丘脑之间的第三脑室和脑桥延髓背面与小脑之间的第四脑室的总称。

脑脊液是充满脑室系统、脊髓中央管和蛛网膜下隙的无色透明液体，成人总量约150 mL。它处于不断产生、循环的相对平衡状态，对中枢神经系统起缓冲、保护、营养、运输代谢产物及维持颅内压等作用。

## 第五节 脑和脊髓的被膜、血管及脑脊液循环

脑脊液的产生及循环途径：左、右侧脑室（脉络丛产生脑脊液）→室间孔→第三脑室（脉络丛产生脑脊液）→中脑水管→第四脑室（脉络丛产生脑脊液）→正中孔、两外侧孔→蛛网膜下隙→蛛网膜粒→上矢状窦→窦汇→乙状窦→颈内静脉（图6-70）。当脑脊液循环发生障碍时，可引起脑积水或颅内压增高，甚至出现脑疝而危及生命。

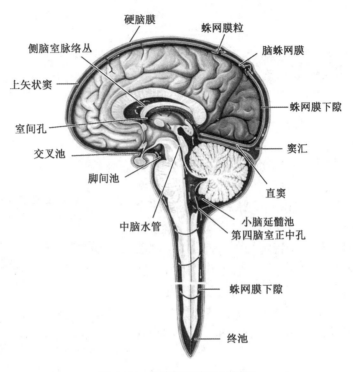

图 6-70 脑脊液的产生及循环

### 数字课程学习

📺 教学视频　⬇ 教学PPT　📝 自测题

# 第七章
# 内分泌系统

内分泌系统与神经系统相辅相成,共同维持机体内环境的平衡与稳定,调节机体的生长发育和新陈代谢。内分泌系统由内分泌腺和内分泌组织组成。内分泌腺无导管,分泌的物质称激素,激素直接进入血液循环,作用于特定的靶器官。内分泌腺包括垂体、甲状腺、甲状旁腺、肾上腺、性腺和胰岛等,内分泌腺的结构和功能活动随年龄变化而明显改变。内分泌组织则以细胞团分散于机体的器官或组织内,如胰腺内的胰岛、睾丸内的间质细胞等(图7-1)。

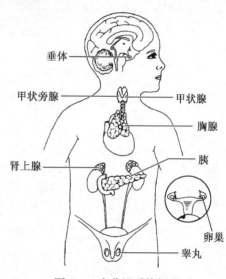

图7-1 内分泌系统概观

1. 垂体 位于蝶骨体上的垂体窝内,椭圆形,灰红色。垂体分前方的腺垂体和后方的神经垂体2部分,借漏斗与下丘脑相连。

(1)腺垂体:分泌生长激素,促进骨和软组织的生长,幼年时该激素分泌不足可引起侏儒症,分泌过多可引起巨人症;腺垂体还分泌促甲状腺激素、促肾上腺皮质激素、促性腺激素,分别促进甲状腺、肾上腺皮质和性腺的分泌活动。

(2)神经垂体:能储存和释放加压素(抗利尿素)及催产素,加压素作用于肾,增加对水的重吸收,减少水分由尿排出;催产素有促进子宫收缩和乳腺泌乳的功能。

2. 甲状腺 呈红褐色,多为"H"形,分左、右2个侧叶和中间的甲状腺峡,侧叶位于喉下部与气管上部的两侧面,上达甲状软骨中部,下至第6气管软骨环,后方平对第5~7颈椎高度。甲状腺峡位于第2~4气管软骨环前方,连接左、右叶。约有半数人自甲状腺峡向上伸出一锥状叶。甲状腺分泌甲状腺素,调节机体基础代谢并影响生长和发育。

3. 甲状旁腺 是2对棕黄色、黄豆大小的扁椭圆形腺体,位于甲状腺背面,纤维囊外,通常有上、下2对。上甲状旁腺位置恒定,在甲状腺侧叶后缘上、中1/3交界处;下甲状旁腺位置变异较大,多位于甲状腺侧叶后缘近下端甲状腺下动脉处。甲状旁腺分泌甲状旁腺素,调节钙磷代谢,维持血钙平衡。

4. 肾上腺　位于肾的上方，淡黄色，与肾共同包被在肾筋膜内。肾上腺实质分为皮质和髓质 2 部分。肾上腺皮质分泌盐皮质激素、糖皮质激素和性激素。肾上腺髓质可分泌肾上腺素和去甲肾上腺素。

5. 性腺

（1）睾丸：是男性性腺，产生精子和雄激素。雄激素由生精小管之间的间质细胞产生，经毛细血管进入血液循环，其作用是激发男性第二性征的出现，并维持正常的性功能。

（2）卵巢：是女性性腺，可产生卵泡。卵泡壁的细胞主要产生雌激素和孕激素。卵泡排卵后，转变为黄体，黄体可分泌孕激素和雌激素。雌激素可刺激子宫、阴道和乳腺的生长发育并维持第二性征。孕激素能使子宫内膜增厚以准备受精卵的种植，同时使乳腺逐渐发育，为授乳作准备。

6. 胰岛　是胰腺的内分泌部分，为许多大小不等、形状不一的细胞团块，散在于胰腺实质内，在胰尾最多。胰岛分泌胰岛素和胰高血糖素，调节血糖浓度。

**数字课程学习**

教学视频　　教学 PPT　　自测题

# 参考文献

［1］廖华. 系统解剖学. 4版. 北京：高等教育出版社，2018.
［2］柏树令. 系统解剖学. 8版. 北京：人民卫生出版社，2013.
［3］刘树伟. 局部解剖学. 8版. 北京：人民卫生出版社，2013.
［4］罗学港. 人体解剖学：上册　系统解剖学. 北京：高等教育出版社，2010.
［5］郭光文，王序. 人体解剖学彩色图谱. 北京：人民卫生出版社，1986.
［6］张朝佑. 人体解剖学彩色图谱. 北京：人民卫生出版社，1998.
［7］姜云杰. 系统解剖学. 杭州：浙江大学出版社，2005.

## 郑重声明

高等教育出版社依法对本书享有专有出版权。任何未经许可的复制、销售行为均违反《中华人民共和国著作权法》，其行为人将承担相应的民事责任和行政责任；构成犯罪的，将被依法追究刑事责任。为了维护市场秩序，保护读者的合法权益，避免读者误用盗版书造成不良后果，我社将配合行政执法部门和司法机关对违法犯罪的单位和个人进行严厉打击。社会各界人士如发现上述侵权行为，希望及时举报，我社将奖励举报有功人员。

反盗版举报电话　（010）58581999　58582371
反盗版举报邮箱　dd@hep.com.cn
通信地址　北京市西城区德外大街4号　高等教育出版社法律事务部
邮政编码　100120

读者意见反馈

为收集对教材的意见建议，进一步完善教材编写并做好服务工作，读者可将对本教材的意见建议通过如下渠道反馈至我社。

咨询电话　400-810-0598
反馈邮箱　gjdzfwb@pub.hep.cn
通信地址　北京市朝阳区惠新东街4号富盛大厦1座
　　　　　高等教育出版社总编辑办公室
邮政编码　100029

防伪查询说明

用户购书后刮开封底防伪涂层，使用手机微信等软件扫描二维码，会跳转至防伪查询网页，获得所购图书详细信息。

防伪客服电话　（010）58582300